# L'AÉROPHAGIE

PAR

le Dr H. MAUBAN
Ancien interne des Hôpitaux de Paris,
Médecin consultant à Vichy.

PRÉFACE

DE

M. le Dr Albert MATHIEU

Avec 10 figures dans le texte.

PARIS
G. STEINHEIL, ÉDITEUR
2, RUE CASIMIR-DELAVIGNE, 2

1910

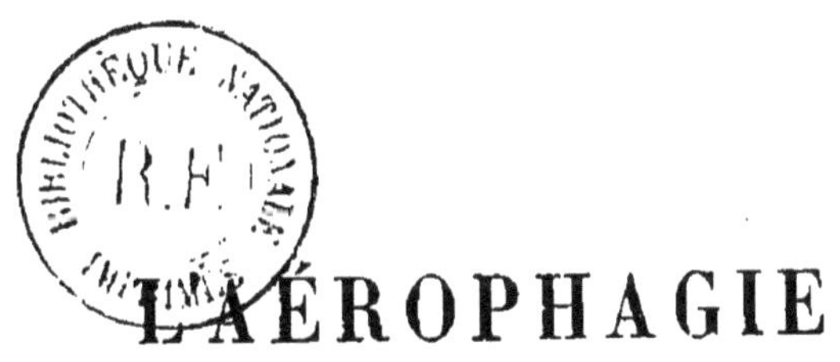


# L'AÉROPHAGIE

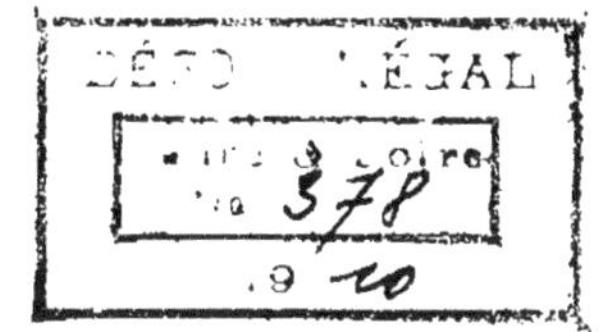



# L'AÉROPHAGIE

PAR

le Dr H. MAUBAN

Ancien interne des Hôpitaux de Paris,

Médecin consultant à Vichy.

---

PRÉFACE

DE

M. le Dr Albert MATHIEU

---

Avec 10 figures dans le texte.

PARIS

G. STEINHEIL, ÉDITEUR

2, RUE CASIMIR-DELAVIGNE, 2

1910

# PRÉFACE

En me demandant de bien vouloir présenter au public médical cette revue d'ensemble de l'aérophagie, M. Mauban s'est rappelé que, à l'époque où il était mon interne, cette question était étudiée avec zèle et intérêt dans mon service, parce qu'elle était nouvelle et qu'elle prenait de jour en jour une ampleur inattendue. Il a été l'un de mes collaborateurs de la première heure et je n'en ai pas plus que lui perdu le souvenir.

Bien que l'aérophagie eût dès ce moment une histoire déjà longue et qu'elle eût été l'objet de plusieurs publications, malgré la leçon faite par M. Hayem sur la sialophagie, elle n'avait pas encore pris place dans la séméiologie classique de la dyspepsie. Les cliniciens instruits connaissaient seuls, depuis le mémoire de Bouveret, la grande aérophagie spasmodique des hystériques. Pour le surplus, la conception de la grande flatulence due à la formation en abondance excessive de gaz dans le tube digestif régnait encore en maîtresse et les malades étaient les victimes de cette théorie erronée qui les condamnait à l'usage abusif et souvent nocif des médicaments antiseptiques.

Pour donner à l'aérophagie des dyspeptiques l'importance que justifient et sa fréquence et la variété de ses formes cliniques, il suffisait cependant d'être prévenu de son existence et de rechercher systématiquement son apparition. Il ne resta bientôt plus grand'chose de la grande flatulence autochtone dont la genèse avait tant intrigué les cliniciens. Par contre, les formes cliniques de l'aérophagie eurent tendance à se multiplier et elle vint d'une façon inattendue expliquer des accidents graves de dyspnée, de faux asthme nocturne et de fausse angor pectoris, etc., dont jusque-là la description était insuffisante et la pathogénie complètement inconnue. Ces formes graves, dramatiques, comme les appelle M. Mauban, devraient, d'après M. Tissier, amener même les accidents redoutables de dilatation aiguë de l'estomac dont la gravité est si grande au lendemain des grandes opérations chirurgicales.

L'aérophagie a pu être incriminée même sans que la déglutition d'air à sec, la sialophagie ou l'aspiration œsophagienne aient été démontrées dans les cas où l'examen de l'abdomen faisait constater une distension marquée de la grosse tubérosité de l'estomac. Cette opinion était déjà celle de Soupault qui n'hésitait pas à affirmer l'aérophagie dès qu'il y avait tympanisme exagéré de la région traübienne. Elle s'est accentuée encore avec les examens radioscopiques de Leven et Barret. La tendance actuelle est ainsi de donner à la rétention de l'air dans l'estomac une importance aussi grande qu'à son introduction en quantité exagérée, et il n'y a rien là que de légitime.

Le moment est donc bien choisi pour faire un exposé méthodique des formes cliniques de l'aérophagie et un exposé critique de leur genèse et de leur valeur séméiologique et, l'étude si complète et si claire de M. Mauban vient bien à son heure.

J'y ai retrouvé si largement la mention de mon enseignement et de mes publications que je suis presque embarrassé pour en dire tout le bien que j'en pense.

Albert Mathieu.

10 avril 1910.

# INTRODUCTION

L'aérophagie est encore au point de vue médical une nouveauté. Nous voulons dire par là, que bien que décrite et étudiée depuis fort longtemps, bien que de nombreux auteurs se soient attachés à en délimiter aussi exactement que possible les caractères étiologiques et pathogéniques de même que les conséquences, elle passe encore inaperçue trop souvent.

En publiant ce travail nous n'avons pas la prétention de décrire à nouveau l'aérophagie. Certes, la chose a été faite avant nous, et la liste des travaux publiés sur cette question est déjà longue, mais nous avons pensé cependant faire œuvre utile en groupant dans un cadre restreint les notions acquises sur ce sujet, en les coordonnant autant que possible, tout en leur adjoignant les études les plus récentes que leur date de publication place postérieurement aux derniers travaux d'ensemble sur l'aérophagie.

Le terme d' « aérophagie » a été créé par Bouveret en 1891 (1). Ce terme désigne l'action de faire pénétrer volontairement ou non une certaine quantité d'air dans l'estomac ; il ne s'appliquait alors qu'à l'hystérie. S'il est hors de doute que, par la suite, Pitres en 1895 et Hayem en 1898 étudièrent et décrivirent à nouveau l'aérophagie, il est indéniable par contre, que ce fut seulement à partir de 1901, à partir par conséquent des très intéressantes communications de Mathieu à la Société médicale des hôpitaux, que l'aérophagie associée aux troubles dyspeptiques fut admise et reconnue comme la cause la plus habituelle des soi-disant dyspepsies flatulentes. C'est incontestablement à Mathieu et Follet que revient l'honneur d'avoir attiré l'attention sur cette forme de la dyspepsie, de l'avoir décrite dans ses moindres détails, d'en avoir indiqué la pathogénie et les conséquences, et surtout d'en avoir entrevu l'extrême fréquence. Depuis leur communication (2) l'aérophagie a définitivement acquis droit de cité dans la pathologie digestive, en même temps que la dyspepsie flatulente en disparaissait presque totalement.

Nous avons eu en 1902 l'honneur d'être l'interne de M. Mathieu dans son service de l'hôpital Andral ; nous avons eu par conséquent la bonne fortune d'être initié

(1) Bouveret, Aérophagie hystérique. *Revue de médecine*, 10 février 1891.

(2) Mathieu et Follet, Étude sur l'aérophagie. *Soc. méd. des Hôp.*, 1er mars 1901.

parmi les premiers au diagnostic clinique de l'aérophagie ; nous avons pu ainsi nous rendre mieux compte de la fréquence relative de cette affection et juger de la facilité avec laquelle on peut la dépister quand on songe à sa possibilité. Aussi avons-nous toujours été surpris de constater combien elle était encore souvent méconnue malgré les travaux les plus intéressants, les études les plus sérieuses et les communications les mieux documentées publiées depuis 1901 jusque dans ces derniers temps.

Quand on a assisté, ne serait-ce qu'une seule fois, à une véritable crise d'aérophagie, la pathogénie de la flatulence apparaît si nette, si précise, qu'il semble de prime abord qu'aucun autre diagnostic ne puisse vraisemblablement être discuté ; ce diagnostic semble donc s'imposer sans aucune hésitation possible et avec une facilité qui étonne ; et l'on se demande, non sans une certaine surprise, comment les médecins qui nous ont précédés ont pu pendant si longtemps s'abuser ainsi et, prenant l'effet pour la cause, confondre l'aérophagie avec la dyspepsie flatulente. La surprise enfin n'est pas moins forte quand il nous arrive à l'heure actuelle d'avoir à dépister une aérophagie méconnue chez des malades dyspeptiques de longue date et soignés par des confrères consciencieux pour une toute autre affection que celle qu'ils présentent en réalité.

Pourquoi donc l'aérophagie reste-t-elle malgré tout peu diagnostiquée ? Est-ce parce que son diagnostic est délicat à poser? Serait-ce parce qu'elle est peu connue? Nous ne le pensons pas, car nous verrons dans un instant s'allonger d'une façon imposante la liste des travaux auxquels son étude a donné lieu.

Mais la raison est là suivante : c'est le malade lui-même qui induit en erreur le médecin qui l'examine; c'est le malade qui inconsciemment attire l'attention sur des symptômes dyspeptiques secondaires, alors qu'il passe sous silence ceux qui pourraient mettre sur la voie du vrai diagnostic ; c'est le malade encore qui en analysant ce qu'il ressent décrit des symptômes tellement dissemblables de ceux qu'il éprouve en réalité, qu'il égare involontairement le médecin qui ne peut qu'interroger ou écouter, alors qu'il lui est le plus souvent impossible d'assister comme témoin à une crise qu'il ignore, mais dont il ne peut constater que les conséquences ; or pour faire le diagnostic d'un cas d'aérophagie et pour avoir chance de convaincre son malade et de le guérir quelquefois séance tenante, il faut avoir pour ainsi dire la « preuve en main » ; il faut être certain du fait ; il faut de toute nécessité assister à la déglutition d'air. Il est donc indispensable, si l'on songe à l'aérophagie, d'insister auprès du malade pour être le témoin d'une de ses crises, car c'est pendant celle-ci seulement qu'on peut le convaincre.

Nous insisterons donc tout particulièrement ici sur le diagnostic, certain de faire œuvre utile si nous pouvons par notre modeste travail contribuer à la facilité du diagnostic d'une affection très tenace quand on ne soupçonne pas sa nature, mais la plus facile à guérir quand on sait la dépister et que le malade est assez intelligent pour se rendre compte de son erreur et se corriger. Il est vrai qu'il existe certaines formes d'aérophagie pour lesquelles le diagnostic, est tout particulièrement délicat : ce sont ces formes dans lesquelles les malades arrivent à distendre leur estomac par de l'air sans qu'on puisse s'en douter, silencieusement, sans crises éructantes. On arrive au diagnostic dans ces cas difficiles soit par la radioscopie, soit encore par l'œsophagoscopie; mais avons-nous besoin d'ajouter que ces méthodes ne servent que de confirmation à un diagnostic déjà établi, car ne faut-il pas avoir déjà songé à la possibilité de l'aérophagie pour penser à l'opportunité de ces méthodes d'investigation.

---

# HISTORIQUE

La première notion de pathologie humaine concernant l'aérophagie peut être trouvée en 1814 dans la thèse de DÉJARDIN (1) et encore ne peut-il s'agir d'aérophagie à proprement parler, puisque ce terme n'était pas encore employé ; nous ne le devons qu'à Bouveret. Cependant Déjardin, un des premiers, entrevoit la possibilité de la déglutition de l'air comme cause de la distension gastrique et surtout intestinale. Il cite à l'appui une observation détaillée d'un jeune conscrit qui pour éviter la conscription avait réussi à imiter un tympanisme grave, en déglutissant une grande quantité d'air atmosphérique. L'année suivante en 1815 l'affirmation de Déjardin est reprise par MAGENDIE (2) qui arrive à donner presque la preuve de la déglutition de l'air et démontre que la chose est tout au moins possible.

(1) DÉJARDIN, *les Gaz intestinaux*, 1814.
(2) MAGENDIE, *De la déglutition de l'air atmosphérique*, 1815.

A partir de ce moment jusqu'en 1868, la question ne fait pas un progrès et nous n'avons guère à enregistrer que quelques discussions erronées sur ce sujet ou de mauvaises interprétations du symptôme. C'est d'abord Baumès (1) en 1832, puis en 1837 qui n'entrevoit la présence des gaz gastriques ou intestinaux que du fait de « l'opération chimico-vitale que constitue la digestion... mauvaise ou incomplète ».

Peu après lui Andral (2) qui cependant admet que « certains individus ont la faculté d'avaler de l'air et de se procurer ainsi une tympanite instantanée » se méprend cependant sur la cause des dyspepsies flatulentes, même quand les « éructations sont en si grande abondance que les gaz sortent sans interruption pendant plus d'une minute ». Il attribue ces éructations à un « flux gazeux » qu'il compare au flux séreux ou muqueux, mais il ne donne pas d'explication plus précise.

Nous pouvons dire la même chose de Chomel (3), qui, ayant cependant connaissance de la possibilité de la déglutition d'air, semble la renier comme cause de la tympanite gastrique, pour donner l'explication suivante : « la production des gaz est principalement due à une exhalation particulière des membranes stomachale et intestinale ».

(1) Baumès, *Causes et effets de la présence des gaz dans les voies digestives*, 1832. Id., *Maladies venteuses*, 1837.

(2) Andral, *Cours de pathologie interne*, 1848.

(3) Chomel, *Traité des dyspepsies*, 1857.

Avec Briquet (1), cependant, en 1859, la théorie de déglutition d'air semble reprendre un peu le dessus, car étudiant les dyspepsies et la gastralgie des hystériques il se rend compte que tout cet air rendu sous forme de véritables « vomissements de gaz », toutes ces éructations d'une extrême fréquence doivent avoir une autre origine que l'exhalation gazeuse ou la fermentation intra-gastrique ou intra-intestinale.

En 1861 nous arrivons avec Longet (2) à entrevoir à nouveau la vraie pathogénie de la flatulence, car il admet la déglutition d'air comme cause de tympanisme ; il s'écarte donc des théories émises par ceux qui l'ont immédiatement précédé. Il est vrai qu'il ne cite que le tympanisme des simulateurs et il faut croire que le conscrit dont parle Déjardin avait fait école, car on retrouve la tympanite artificielle citée souvent et depuis longtemps en médecine militaire comme cause prétextée de réforme.

Enfin en 1866 la déglutition de l'air par les hystériques est entrevue par Demarquay (3), qui consacre à la pneumatose gastro-intestinale tout un chapitre de son œuvre. Il décrit la déglutition de l'air et il parle des éructations, mais se rend-il compte complètement de la relation de cause à effet qui existe entre les deux ? Nous ne pouvons l'affirmer.

(1) Briquet, *Traité de l'hystérie*, 1859.
(2) Longet, *Traité de physiologie*, 1861.
(3) Demarquay, *Essai de pneumatologie*, 1866.

Ce ne fut que deux années plus tard en 1868 que la véritable cause des éructations excessives semble avoir été entrevue d'une façon précise par WILLIÈME (1). N'écrit-il pas cette phrase qui ne laisse aucun doute : « Les éructations très nombreuses et très rapides chez certaines personnes, qu'on pourrait attribuer à une production interne, ne sont souvent que des alternatives de déglutition d'air atmosphérique. »

Nous trouvons encore une bonne description de l'aérophagie dans la première édition du *Dictionnaire* de Jaccoud. Elle est de LUTON (article Tympanite, 1870). Un des premiers, il donne à la flatulence son origine la plus vraisemblable en parlant de « certains névropathes, et principalement de quelques hystériques chez lesquels les renvois gazeux sont incessants. Ils constituent alors un accident fort important et qui se manifeste aussi bien dans l'intervalle des repas que pendant la période digestive. Il n'est guère douteux qu'ils ne doivent dans ce cas leur origine à l'air dégluti car on entend aussi bien le bruit que fait leur pénétration dans l'œsophage, que celui de leur sortie et on ne pourrait s'expliquer autrement leur excessive abondance ».

En 1871, PIORRY (2) revient encore sur la possibilité de la déglutition de l'air pouvant provoquer le tympa-

(1) WILLIÈME, *Des dyspepsies dites « essentielles »*, 1868.

(2) PIORRY, *Gaz contenus dans les cavités abdominales et ponction du ventre*, 1871.

nisme gastro-intestinal, et, pour bien montrer combien funeste peut devenir cette mauvaise habitude, il cite l'observation d'un officier de gendarmerie qui avalait de l'air d'une façon incessante, ce qui contribuait à la distension de son estomac ; mais ceci n'allait pas sans « violentes douleurs et un moment après, dit-il, heureusement pour le malade, des éructations excessivement bruyantes avaient lieu ».

Nous citerons encore ici l'opinion de DAMASCHINO (1), qui, en étudiant dans son *Traité des Maladies des voies digestives*, en 1880, l'étiologie des dyspepsies flatulentes, n'accorde qu'une part minime à la déglutition d'air. Il reconnaît son existence surtout chez les nerveux, mais ne croit pas à sa fréquence.

C'est encore le même mécanisme qui est invoqué par EICHHORST (2) huit années plus tard. Et, cependant, la question de l'aérophagie semble n'avoir pas avancé beaucoup. Si elle est citée plutôt à titre de curiosité, principalement chez les nerveux et les hystériques, elle est loin d'être observée d'une façon fréquente et presque jamais les auteurs, qui la connaissent puisqu'ils la décrivent, ne pensent à sa possibilité comme pathogénie de certaines dyspepsies.

BOUVERET (3) au contraire, en 1891, donne le pre-

(1) DAMASCHINO, *Maladies des voies digestives*, 1880.

(2) EICHHORST, *Traité de pathologie interne*. Traduction française, t. III. Paris, G. Steinheil, 1889.

(3) BOUVERET, *Revue de Médecine*, 1891, p. 148.

mier une magistrale description du syndrome qu'il nomme aérophagie. C'est cette dénomination qui a prévalu ; nous verrons un peu plus tard avec les formes de l'aérophagie, les arguments que, dans ces dernières années, on a mis en avant pour combattre la signification de ce terme, qui, d'après certains auteurs. peut prêter à confusion, et cependant la définition qu'en donne Bouveret est très exacte, la voici : « Il s'agit de mouvements de déglutition rapides, convulsifs, accompagnés de bruits pharyngés, qui surviennent par accès, et entraînent assez d'air dans l'estomac pour produire un véritable tympanisme. » Il faut reconnaître cependant que Bouveret ne parle encore que de l'aérophagie des hystériques ; le syndrome ne s'applique toujours pas aux dyspeptiques, il n'y a qu'un pas à faire pour arriver à cette constatation, mais il faudra encore attendre quelques années avant d'y arriver. — La même année (1891), la physiologie du mécanisme de la déglutition intéresse Aubert (1).

Avec Pitres (2), est recommencée la description du symptôme ; il entrevoit la possibilité d'aérophagie par déglutition des liquides, mais pas plus que Bouveret il ne décrit la véritable aérophagie des dyspeptiques.

(1) Aubert, Déglutition de l'air atmosphérique. *Lyon médical*, 1891.

(2) Pitres, Des éructations hystériques. *Progrès médical*, n° 2, 12 janvier 1895.

Citons encore, en 1896, la thèse de Vauthey (1) (dans laquelle tout un chapitre est consacré à l'aérophagie) qui, dans une intéressante revue d'ensemble, résume les différentes notions acquises à ce moment sur l'aérophagie.

Deux années après, en 1898, alors qu'on ne connaissait guère que l'aérophagie des hystériques, l'aérophagie des dyspeptiques est signalée on peut dire pour la première fois par Hayem qui publie dans le *Journal des praticiens* une leçon faite le 5 février sur deux de ces cas (2). Il distingue deux sortes d'aérophagie : la simple et l'éructante et montre la relation qui existe entre ce symptôme et la sialophagie. Il attire enfin l'attention sur sa fréquence même en dehors de l'hystérie. Pendant ce temps, sous l'inspiration de Bouveret, quelques-uns de ces élèves s'étaient intéressés à cette question toute nouvelle, et relevaient des cas d'aérophagie en dehors de l'hystérie. En 1900, Vincens (3) la prend comme sujet de thèse ; puis il publie en collaboration avec Lyonnet un article dans le *Lyon médical* où il résume les connaissances acquises.

Mais en même temps, à Paris, Mathieu, éclairé par le

(1) Vauthey, *Gaz de l'estomac à l'état normal et pathologique.* Thèse de Lyon, 1896.

(2) Hayem, Sur deux cas d'aérophagie (Leçon du 5 février 1898). *Journal des praticiens*, n° 38, année 1898.

(3) Vincens, *De l'aérophagie et des troubles gastriques qui l'accompagnent.* Thèse de Lyon, 1900.

premier travail de Bouveret, et n'ayant cependant pas connaissance de l'étude faite par Hayem, s'aperçoit déjà en 1899 que « l'aérophagie est fréquente chez les dyspeptiques et particulièrement chez les dyspeptiques nerveux ». En 1901, il présente à la *Société médicale des Hôpitaux* en collaboration avec son interne Follet (1) un travail qui eut un très grand retentissement. A sa discussion prirent part Soupault qui vint d'abord confirmer les constatations de Mathieu, et qui, dans une communication postérieure, apporta d'autres faits analogues, et Linossier qui en discuta la pathogénie et le mécanisme. Comme nous le disions quelques pages auparavant, ce fut à partir de ce moment que l'aérophagie fut recherchée systématiquement chez certains dyspeptiques flatulents, et que sa fréquence fut établie. Quelques jours seulement après la communication de Mathieu, Bouveret revenait lui-même sur cette question : « Dans ce travail, il insistait sur la fréquence des cas dans lesquels l'aérophagie présente un caractère spasmodique beaucoup moins accentué que chez l'hystérique dont il avait rapporté l'observation dix ans auparavant. Le spasme du pharynx est alors moins intense, moins fréquent, moins paroxystique ; facilement méconnu il est qualifié de dyspepsie flatulente. Les formes atténuées se trouvent

(1) A. Mathieu et R. Follet, Étude sur l'aérophagie. *Soc. méd. des Hôp.*, 28 février 1901.

chez les neurasthéniques, les émotifs, les simples dyspeptiques. Il signale particulièrement dans ce mémoire certaines formes moins connues, remarquables par les troubles graves, en apparence tout au moins, que l'aérophagie peut entraîner pour l'estomac, le cœur, les poumons (1). »

En 1902, Soupault fait prendre à un de ses élèves Perrody (2) l'aérophagie comme sujet de thèse. C'est une bonne revue d'ensemble sur cette question toute de nouveauté. Perrody décrit une forme involontaire : tic aérophagique, et une forme volontaire et consciente facile à guérir quand les malades se laissent convaincre.

A peu près en même temps, Hayem (3) complète sa première étude dans une leçon où il s'étend particulièrement sur l'aérophagie qu'il qualifie de « simple » par opposition à l' « éructante ».

En 1903, Morange (4), un élève de Mathieu, recueille dans les fiches de la consultation du service les observations d'aérophagie. Il en réunit 26 à titre d'exemple typique, mais il relève également, d'après les notes

(1) In Mathieu, Revue générale. *Gazette des Hôpitaux*, 9 janvier 1904.

(2) Perrody, *De l'aérophagie et de ses rapports avec les dyspepsies flatulentes*. Thèse de Paris, 1902.

(3) Hayem, *De l'aréophagie*. Leçon du 1er février 1902. *Journal des praticiens*, n° 21.

(4) Morange, *De l'aérophagie chez les dyspeptiques*. Thèse de Paris, 1903.

prises par Mathieu à sa consultation privée sur 1.800 malades, 104 fois le rot en série, signe presque certain d'aérophagie ; ce qui donne une proportion tout à fait inattendue de 5 à 6 cas d'aérophagie pour 100 gastropathies de tout ordre.

Entre temps, BARDET, en tant que chimiste, s'était intéressé à la nature des gaz rendus pendant les crises de flatulence. Dans une première série d'analyses faites en 1894 (1), n'ayant fait porter ses prélèvements que sur les premières éructations rendues, il y trouve une forte proportion de gaz de fermentation gastrique et une teneur assez considérable d'acide carbonique, ce qui lui fait conclure que le gaz qui distend l'estomac n'est pas uniquement de l'air dégluti ; mais en 1903 (2), de nouvelles analyses de gaz, prélevés cette fois en pleine crise d'éructation, le font revenir sur ses conclusions précédentes et il reconnaît que le rot de l'aérophagie n'est, au point de vue chimique, que de l'air dégluti et rendu immédiatement avec quelques modifications presque insignifiantes.

Une revue générale sur « l'aérophagie inconsciente des dyspeptiques » paraît l'année suivante dans la *Gazette des Hôpitaux* : elle est publiée par A. MATHIEU (3)

(1) BARDET, Composition des gaz des éructations de la flatulence. *Soc. de méd. pratique*, avril 1894.

(2) BARDET, *Société de Thérapeutique de Paris*, 1903.

(3) A. MATHIEU, Aérophagie inconsciente chez les dyspeptiques. *Gazette des Hôpitaux*, 9 janvier 1904.

qui l'avait écrite pour les *Arch. f. Verdauunskrankheiten*. C'est un résumé excessivement complet de cet intéressant sujet où chacun des détails de l'aérophagie est ramené à sa juste proportion. Familiarisé avec l'aérophagie des dyspeptiques, qu'il avait été le premier à faire connaître, et la recherchant systématiquement dans tous les cas, Mathieu était tout désigné pour écrire cet article. Nous lui avons fait de larges emprunts. Cependant la question n'était ainsi traitée que d'une façon résumée. Il faut en chercher les détails dans la thèse de Dobrovici (1). Cette thèse, préparée sous l'inspiration de Mathieu, dont l'auteur était alors l'interne, contient deux parties. Dans la première, qui a trait aux tensions gazeuses intra-abdominales, nous trouvons la description de très ingénieuses expériences sur l'estomac vivant du chien. Grâce à une technique précise et à une instrumentation originale, Dobrovici peut poursuivre la comparaison chez l'homme et il arrive à conclure que la présence de gaz dans l'estomac est un fait normal ; que la tension intra-gastrique, faible à jeun, s'élève après le repas à 10 ou 12 centimètres d'eau ; et qu'elle peut atteindre expérimentalement jusqu'à 20 centimètres sans provoquer de sensation pénible. Dans la seconde partie de sa thèse, Dobrovici étudie l'aéro-

(1) Dobrovici, *Des tensions intra-gastriques et intra-intestinales et de l'aérophagie*. Thèse de Paris, 1907.

phagie particulièrement fréquente chez les dyspeptiques nerveux. Il constate que leur tension intragastrique n'est supérieure à la normale qu'après les repas, et il distingue deux catégories d'aérophages : ceux d'une part qui ne supportent pas la surtension et qui évacuent l'air dégluti, immédiatement ; et, d'autre part, ceux qui ayant une hypoesthésie de la muqueuse gastrique ne sentent pas la surtension et distendent à l'extrême leur estomac et leur intestin.

En juin 1907, Launois publie avec nous (1) l'observation d'un malade aérophage présentant pendant ses crises des vomissements fractionnés d'un liquide épais provenant du pharynx et de l'œsophage, et que nous caractérisions comme une sécrétion de défense de ces conduits. C'était la première observation publiée sur ce sujet, mais depuis nous en avons rencontré d'autres cas en tout semblables.

Avec Leven (2) en 1908, l'aérophagie est décelée chez le nourrisson grâce à la radioscopie. L'aérophagie excessive doit être rangée en effet parmi les causes susceptibles de provoquer des vomissements chez le nourrisson. Nous savions déjà par les travaux

(1) Launois et Mauban. Aérophagie tardive avec vomissements pituiteux œsophagiens. *Archives des maladies de l'appareil digestif*, juin 1907.

(2) Lepage, Leven et Barret, Le vomissement du nourrisson aérophage. *Société de Biologie*, 21 nov. 1908.

antérieurs de LEVEN et BARRET (1) que l'enfant avale normalement pendant les tétées une quantité relativement considérable d'air, c'est un aérophage physiologique. L'aérophagie peut coexister ou non avec un spasme du cardia. Ces notions très intéressantes sur la façon dont se remplit et se vide l'estomac des bébés permettent d'arriver à un traitement rationnel des vomissements.

C'est encore LEVEN (2) que nous retrouvons en 1909, à la *Société de Thérapeutique* où il apporte une intéressante communication sur l'aérophagie méconnue à formes rares et graves. Nous ferons des emprunts à cette communication dans le cours de ce travail où nous analyserons les formes méconnues qu'il indique.

Citons encore tout récemment, d'abord en décembre 1909 (3), la communication de TISSIER, à la *Société de Thérapeutique*, qui décrit encore une forme méconnue d'aérophagie en indiquant cette affection comme pathogénie de la dilatation aiguë post-opératoire de

(1) LEVEN et BARRET, Estomac du nourrisson : forme, limite inférieure, mode de remplissage et d'évacuation. *Presse médicale*, 8 août 1906, p. 503.

(2) LEVEN, Aérophagie méconnue à formes rares et graves. *Soc. de Thérapeutique*, 9 juin 1909.

(3) TISSIER, Nature et traitement de la dilatation aiguë de l'estomac et des autres formes d'aérophagie survenant après les interventions chirurgicales. *Soc. de Thérapeutique*, 22 décembre 1909.

l'estomac ; puis celle de Leven et Thoory (1) sur les palpitants aérophages ; puis une communication faite par nous-même sur quelques formes rares de l'aérophagie (2).

Comme on peut le voir par cette liste, les travaux n'ont pas manqué jusqu'à présent sur cette question de l'aérophagie ; de plus, elle suscite maintenant encore de nombreuses et intéressantes communications : c'est la preuve qu'elle est entrée dans le domaine de l'actualité et qu'elle intéresse le corps médical d'autantplus vivement que, malgré tout, bien des points de son étude ne sont pas encore complètement élucidés.

(1) Leven et Thoory. Les palpitants aérophages dans l'armée. *Société de Thérapeutique*, 23 février 1910.

(2) Mauban, Sur quelques formes rares de l'aérophagie, *Soc. de Thérapeutique*, 9 mars 1910.

## DÉFINITION

Après ce que nous venons de dire, après la relation de toutes ces discussions, les unes très anciennes, les autres toutes récentes, avons-nous besoin de définir d'une façon spéciale l'aérophagie. Je crois la chose inutile, car tous les auteurs qui l'ont étudiée jusqu'ici sont tombés d'accord sur un même symptôme dont ils ont décrit seulement des modalités différentes. Il est certain néanmoins que le terme d'aérophagie, qui, d'après son étymologie, indique l'action de manger, de déglutir de l'air, est un peu vague, car nous sommes obligés de l'appliquer, puisque c'est le seul que nous possédions, aussi bien au malade qui pousse ostensiblement de l'air dans son œsophage seul et qui le rend immédiatement d'une façon bruyante, qu'à celui qui, plus discrètement, gonfle son estomac d'air qu'il n'a dégluti qu'avec ses aliments ou la boisson et ne le rend pas par la bouche, qu'au sujet normal encore dont l'estomac contient une petite quantité d'air après le repas. Tous les trois, pour ne citer que ces exemples faciles, sont des aérophages, mais d'une façon toute différente ; il faudrait donc, pour être logique, donner à leurs symptômes des noms différents, mais les nombreuses formes cliniques de cette affection rendraient cette dénomination bien complexe.

Malgré la confusion toujours possible à cause de cette appellation unique, nous la conserverons cependant. Elle n'est pas récente ; elle date de Bouveret ; on la connaît donc depuis bientôt vingt ans et la débaptiser serait risquer d'amener des confusions plus grandes encore. Nous tournerons la difficulté comme nos devanciers en lui adjoignant un qualificatif.

Appelons donc aérophagie la pénétration d'air atmosphérique dans les voies digestives supérieures (œsophage ou estomac) sans préjuger de la pathogénie et des conséquences de cet acte. Nous employons à dessein le terme pénétration et non déglutition car nous verrons un peu plus loin que celle-ci n'est pas obligatoire et que certains malades sont aérophages sans avoir dégluti à proprement parler.

---

# ÉTIOLOGIE

SOMMAIRE

Aérophagie physiologique (par déglutition des aliments, des boissons, de la salive). — Aérophagie par rétention (par spasme du cardia, par déformation de l'extrémité supérieure de l'estomac). — Aérophagie par sialophagie (sialorrhée : mucosités naso-pharyngiennes). — Aérophagie des dyspeptiques. — Aérophagie des neurasthéniques et des hystériques. — Aérophagie des mérycoles. — Fréquence de l'aérophagie.

**Aérophagie physiologique.** — L'aérophagie étant ainsi définie, voyons maintenant quels sont les malades qui deviennent aérophages ; quelles sont en un mot les prédispositions à cette affection.

Mais tout d'abord la présence d'une certaine quantité d'air dans les voies digestives, dans l'estomac notamment, indique-t-elle un fait pathologique? Nous ne le pensons pas, et depuis quelques années, grâce à la radioscopie, la chose n'est pas douteuse. Quand on examine avec l'écran un sujet normal, aussi bien à jeun qu'après le repas, on retrouve toujours, sous forme d'une tache claire, la partie supérieure de la poche gastrique. Cette tache claire indique que l'estomac contient une quantité même assez considérable d'air, et on peut la voir diminuer ou augmenter sensiblement suivant que le patient se débarrasse d'une partie de ce fluide par une éructation, ou au contraire en augmente le volume en déglutissant à nouveau de l'air s'il est aérophage (1).

L'air dont nous constatons ainsi la présence est en grande partie chez le sujet normal de l'air atmosphérique ; les gaz de fermentation ne s'y décèlent qu'en infime quantité, et cet air a pénétré dans l'estomac grâce à la déglutition.

Il n'y a pour ainsi dire pas de déglutition qui ne s'accompagne d'un certain degré d'aérophagie. Involontairement on déglutit de l'air en même temps que les aliments solides ; on en déglutit davantage encore avec chaque gorgée liquide, et certaines personnes font même, à cause de cela, un bruit caractéristique en buvant ; on utilise cette particularité en clinique pour distendre d'air certains estomacs difficile à délimiter, et il suffit souvent de faire ingérer au patient quelques gorgées d'un liquide très froid, pour

(1) Leven et Barret, *Presse médicale*, 1906, 31 janvier et 8 août ; 1907, 8 juin.

voir l'estomac se gonfler d'une façon nette et permettre une percussion plus facile.

Il n'est pas jusqu'aux nourrissons même qui ne fassent de l'aérophagie en tétant. Physiologique quand l'air dégluti ne dépasse pas un certain volume, elle ne devient pathologique que lorsqu'elle provoque le vomissement, nous la retrouverons aux conséquences de l'aérophagie.

L'estomac peut encore recevoir de l'air au moment de la déglutition de la salive, non seulement à cause des nombreuses bulles d'air que celle-ci contient, et qui sont dues à son brassage par la langue contre les dents et le palais, mais encore d'après le même mécanisme que celui que nous décrivions pour la déglutition des liquides.

Il n'est donc pas étonnant que la radioscopie nous montre à l'état normal la partie supérieure de l'estomac distendue par un certain volume d'air ; c'est là une aérophagie normale, physiologique, dont on ne s'aperçoit pas. L'estomac peut, sans provoquer aucune gêne, aucune tension douloureuse, laisser s'accumuler ainsi cet air dégluti dont la tension gazeuse à jeun ne dépasse guère 4 à 5 centimètres d'eau en moyenne. « Elle subit des oscillations de 3 à 4 centimètres pendant les mouvements respiratoires, augmentant pendant l'inspiration et diminuant pendant l'expiration. Une heure après le repas la tension intra-gastrique est de 10 à 12 centimètres. Des contractions musculaires ont lieu toutes les 5 ou 7 minutes, durant une à deux minutes pendant lesquelles la tension intra-gastrique atteint quelquefois 20 centimètres. » (Dobrovici.) Lorsque la tension tend à atteindre un chiffre plus élevé, l'estomac se débarrasse automatiquement de l'air en surplus ; le cardia s'entr'ouvre et une éructation se produit. Ceci est l'aérophagie normale, l'aérophagie physiologique.

Nous avons laissé de côté intentionnellement la distension accidentelle de l'estomac par un gaz amené à la faveur de sa dissolution dans un liquide (boissons gazeuses) ou celle pouvant provenir d'une fermentation normale des ingesta (fermentation lactique ou pepsique). La première fait réagir l'estomac à la tension d'après un mode en tout semblable à celui que nous relations dans les lignes précédentes ; quant à la seconde son importance est insignifiante.

**Aérophagie par rétention.** — Nous venons de voir, qu'à l'état normal, l'estomac contient toujours une petite quantité d'air, dont il se débarrasse par des éructations silencieuses, au fur et à mesure que la tension intra-gastrique approche de sa limite maxima, mais, supposons que pour une raison quelconque ces éructations soient entravées, qu'arrivera-t-il ? Comme la déglutition salivaire est pour ainsi dire incessante, elle amènera à nouveau de l'air dans l'estomac : et tendra à élever la tension gazeuse ; l'estomac se laissera plus ou moins distendre ; l'aérophagie à partir de ce moment cessera d'être normale, elle deviendra pathologique.

Les faits de ce genre pourront s'observer à la faveur d'un léger *spasme du cardia*, laissant encore pénétrer de haut en bas les liquides venant de l'œsophage à l'estomac, mais s'opposant au passage de bas en haut de l'air qui tend normalement à s'échapper par le cardia.

Le spasme du cardia n'est même pas nécessaire, et une *déformation de l'extrémité supérieure de l'estomac*, qui, dans quelques circonstances, s'élèverait à l'excès sous un diaphragme parésié, peut produire le même résultat. Le cardia se trouve alors comprimé latéralement par l'extrémité supérieure de la grosse tubérosité, perméable encore de haut en bas ; il forme dans l'autre sens une sorte de clapet qui s'oppose énergiquement à l'échappement des gaz ; ces deux formes sont assez fréquentes, elles présentent ceci de particulier qu'elles sont le plus souvent méconnues, parce que silencieuses. Les malades qui rentrent dans cette catégorie, en effet, n'ont pas d'éructations même lorsque la tension gazeuse intra-gastrique est très élevée. Nous avons observé nous-même plusieurs malades qui présentaient certainement ce spasme ou cette compression mécanique du pylore, et qui, au cours de l'insufflation gastrique, avaient d'autant plus de mal à se soulager par éructation, que la pression pendant l'épreuve devenait plus forte. Soupault cite l'observation d'un confrère dont il avait insufflé l'estomac à l'aide de poudres effervescentes, mais contrairement à ce qui se produit habituellement, l'énorme distension gazeuse de l'estomac ne put, malgré tous les efforts du patient, se réduire par éructation, car ce malade n'éructait jamais. Ces formes de l'aérophagie

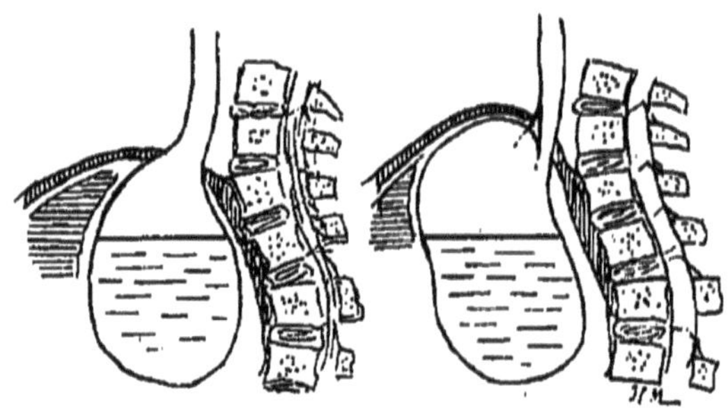

Fig. 1. — A gauche, schéma d'un estomac rempli d'aliments ; à droite un estomac d'aérophage dans les mêmes conditions se développe aux dépens de son segment supérieur, en refoulant en haut le diaphragme et en écrasant de gauche à droite et d'avant en arrière l'orifice du cardia.

ordinairement méconnues sont souvent dépistées par hasard à l'occasion d'un examen radioscopique (fig. 1).

**Aérophagie par sialophagie.** — Sans que la forme précédente intervienne, sans qu'il y ait à proprement parler spasme manifeste ou oblitération du cardia, certains sujets peuvent devenir aérophages en déglutissant d'une façon excessivement fréquente leur salive ou des mucosités d'origine naso-pharyngienne. Hayem qui a décrit le premier cette étiologie spéciale en 1898 la nomme *sialophagie* ou aérophagie simple, par opposition à l'aérophagie éructante ou spasmodique. Chez certains gastropathes chroniques, la déglutition de salive et d'air devient en effet si fréquente qu'il en résulte une distension gazeuse considérable de l'estomac. Cette forme d'aérophagie ne s'accompagne généralement que de renvois rares et peu bruyants, il doit donc s'y surajouter un peu de contraction du cardia laissant pénétrer dans l'estomac l'air avec la salive comme en témoigne l'auscultation du cardia, mais ne laissant passer en sens inverse que des quantités insignifiantes de l'air dégluti. Dans l'observation de ces malades, ce qui apparaît surtout c'est l'excessive fréquence de la déglutition de salive, liée très probablement à un réflexe dont le point de départ est une irritation gastrique.

C'est de la même façon que deviennent aérophages quelques malades atteints d'une *irritation chronique du naso-pharynx* ou de végétations adénoïdes peu accentuées. Le réflexe gastrique produisant une sialophagie secondaire n'apparaît dans ces cas qu'après que l'aérophagie s'est constituée, car au début c'est la déglutition des mucosités qui seule favorise la distension de l'estomac (Deguy, Dubois de Saujon).

**Aérophagie des dyspeptiques.** — Les dyspeptiques

en général, et les dyspeptiques nerveux en particulier, sont, plus que toute autre catégorie de malades, prédisposés à l'aérophagie. C'est chez eux qu'on observe les neuf dixièmes des cas. Ils y sont prédisposés parce qu'il est on peut dire exceptionnel qu'une dyspepsie ne s'accompagne pas de réflexes légers d'origine gastrique, qui entraînent presque fatalement un trouble dans la tonicité du cardia ou dans la sécrétion salivaire. Il n'en faut pas davantage pour que chez eux l'aérophagie normale prenne rapidement les allures d'un symptôme de capitale importance.

Ils sont au début des rétentionnistes modérés, mais ils ne tardent pas, à cause de cela même, à voir s'augmenter la sensibilité de leur muqueuse gastrique à la distension ; ils éprouvent alors cette sensation pénible d'estomac plein, qu'ils attribuent invariablement à la flatulence. Voilà comment Mathieu explique la succession de ces divers symptômes : « Les dyspeptiques, surtout lorsqu'ils sont en même temps des névropathes ce qui est loin d'être rare, nous paraissent devenir aérophages de la façon suivante : après avoir mangé, ils éprouvent une sensation de distension de l'estomac et un malaise qu'ils attribuent à la présence d'une quantité exagérée de gaz. Ils s'efforcent de rejeter ce gaz en excès ; pour cela, ils font des mouvements qui les amènent à déglutir inconsciemment des gorgées d'air successives. Au bout de quelque temps le gaz accumulé dans l'estomac... s'échappe par un renvoi prolongé ou par une série de renvois bruyants. Il en résulte un soulagement momentané qui engage le malade à recommencer une manœuvre qui lui a si bien réussi. Il la recommence d'autant plus volontiers qu'il attribue à l'expulsion de gaz le bruit produit par l'ingestion de l'air atmosphérique. » Pour peu qu'il soit nerveux, l'ingestion de l'air dans l'estomac prend ainsi une intensité de plus en plus grande et l'amène à un état pathologique dont il peut difficilement sortir seul, car, comme nous le verrons un peu plus loin, c'est un véritable cercle vicieux.

Ce n'est pas tout, car il est de notion courante aujourd'hui, qu'une grande quantité d'autres facteurs peuvent être pour le dyspeptique nerveux la cause provocatrice d'une crise d'aérophagie qui n'apparaît alors que par intermittence. Une contrariété, une préoccupation, une fatigue physique ou morale, le remords d'un écart de régime, un repas pris à une heure différente de l'heure habituelle, etc., sont autant de causes suffisantes pour amener une crise chez ces malades. Il en est de même si chez le dyspeptique survient une affection quelconque atteignant un organe même éloigné de l'estomac : une colique hépatique ou néphrétique, une affection broncho-pulmonaire avec toux quinteuse, une affection passagère même de l'intestin.

## Aérophagie des neurasthéniques et des hystériques.

— L'aérophagie, nous venons de le voir, est très fréquente chez les dyspeptiques nerveux, mais elle atteint une intensité remarquable quand elle sévit chez les neurasthéniques ou chez les hystériques. N'est-ce pas d'ailleurs chez ces malades qu'elle a été décelée par les premiers observateurs; or, comme elle était absolument ignorée, comme les théories pathogéniques alors en faveur ne mentionnaient que la dyspepsie flatulente, ne fallait-il pas qu'elle soit assez intense dans ses manifestations, assez déconcertante dans ses symptômes, pour qu'on pût, même chez les hystériques, la distinguer de la dyspepsie. C'est à Bouveret que revient cet honneur.

L'hystérique et le neurasthénique deviennent facilement aérophages, parce qu'ils trouvent dans le fonctionnement de leur tube digestif, qu'ils jugent défectueux, la raison des malaises de toute nature qui les accablent. Les neurasthéniques principalement sont bien souvent des phobiques et, comme tels ils sont prédisposés à s'inquiéter davantage et d'une manière plus obsédante encore que les dyspeptiques nerveux. « Ils ont d'abord et avant tout la phobie des gaz.... Certains malades se sentent une oppression indéfinissable en même temps qu'ils éructent abondamment; ils font à chaque moment des inspirations profondes comme si la respiration naturelle était insuffisante. Ces phobiques se pénètrent de l'idée que les gaz ne sauraient rester dans le tube digestif sans inconvénient, qu'il est nécessaire de les expulser ; et l'éructation devient pour eux un moyen de défense. Mais souvent cette phobie des gaz est instinctive, irraisonnée, et s'accompagne comme toutes les phobies de phénomènes anxieux. Elle est associée à des vertiges, à des troubles vaso-moteurs qui se traduisent par des lipothymies et des syncopes, des bouffées de chaleur, de l'accélération avec dépression du pouls, des sueurs froides, etc. (1). »

C'est surtout chez les hystériques que les causes les plus insignifiantes peuvent amener la crise d'aérophagie. Comme ces malades, en effet, sont bien plus des nerveux que des dyspeptiques, il ne faut pas s'étonner si chez eux la crise apparaît sans même qu'une sensation gastrique soit nécessaire. Le fait de se lever ou de se coucher, de marcher ou de s'asseoir, la lumière vive ou l'obscurité profonde, le froid ou le chaud, une cause morale, une impression même légère, amènent une crise dont la violence est d'autant plus grande que la tare nerveuse est plus accentuée. C'est chez eux que Mathieu et Follet ont noté l'aérophagie à déclanchement avec ses points éructogènes, spéciaux pour chaque malade ; nous les retrouverons dans un des chapitres suivants.

**Aérophagie des mérycoles.** — Les individus atteints

(1) Dobrovici, *Des tensions intra-gastriques et intestinales et de l'aérophagie*. Thèse de Paris, 1907.

de mérycisme sont prédisposés à l'aérophagie, mais d'après une modalité différente de celle que nous avons envisagée jusqu'à présent. Le mérycole en effet pour ramener de son estomac des aliments dans sa bouche fait un effort d'inspiration en fermant sa glotte ; c'est pendant cet effort, et à la faveur d'un certain vide intra-thoracique, qu'une petite quantité d'aliments est aspirée, pour ainsi dire, dans l'œsophage au travers du cardia entr'ouvert. Cette gorgée alimentaire peut, par antipéristaltisme, être poussée jusque dans la bouche; mais, en même temps qu'elle est aspirée de l'estomac, un phénomène analogue se passe à l'autre extrémité de l'œsophage, à l'extrémité supérieure, mais ici c'est de l'air qui pénètre brusquement avec un bruit spécial et ne tarde pas à être rejeté avec le timbre caractéristique de l'éructation. Il y a donc un rapport indéniable entre l'aérophagie par aspiration et le mérycisme, puisqu'ils procèdent du même effort; aussi ne faut-il pas être étonné de trouver souvent ces deux affections associées chez un même sujet. C'est ainsi que Lemoine et Linossier (1) ont observé un malade aérophage et mérycole, chez lequel ces deux phénomènes se produisaient volontairement, mais inconsciemment.

(1) Lemoine et Linossier, Du mérycisme chez l'homme. *Revue de médecine*, mars 1894.

**Fréquence.** — Avant de terminer ce chapitre d'étiologie, disons quelques mots de la fréquence de l'aérophagie.

L'aérophagie est relativement très fréquente. « Si l'on admet, dit Mathieu, ce que nous considérons comme démontré, que l'aérophagie existe toutes les fois que le malade présente des éructations en série, de 6 à 10 par exemple, on arrive à cette conclusion que l'aérophagie s'observe environ une fois sur 15 ou 20 gastropathes. »

L'aérophagie est fréquente à tout âge, on peut la rencontrer chez le nourrisson où elle revêt une allure spéciale ; nous l'avons nous-même décelée chez des enfants à l'occasion des contractions diaphragmatiques du hoquet, du rire, des sanglots ; nous l'avons aussi dépistée pendant la quinte de la coqueluche au moment de la reprise ou du « chant du coq » ; mais ce ne sont là que des exceptions. Elle est surtout fréquente chez les adultes et dans la seconde moitié de la vie ; le sexe ne semble avoir sur sa production aucune influence ; elle n'est héréditaire que très secondairement par transmission des parents aux enfants des tares nerveuses.

---

## SYMPTOMATOLOGIE

SOMMAIRE

1° *Description d'une crise d'aérophagie typique.* — Interrogatoire du malade. — La crise provoquée. — Inspection. — Palpation. — Percussion. — Auscultation.

2° *Symptômes précurseurs des crises.* — Comment elles sont amorcées.

3° *Horaires des crises.*

4° *Durée.*

5° *Modification des symptômes suivant les formes cliniques.* — A. par aspiration ; A. par déglutition (silencieuse, bruyante, spasmodique) ; A. pharyngo-œsophagienne ; A. œsophagienne ; A. gastrique. Forme tympanique. Forme angoissante. Forme dramatique.

Nous allons prendre pour type de cette description un aérophage dyspeptique nerveux faisant de la déglutition volontaire, mais inconsciente, et nous verrons ensuite quelles sont les modifications qui peuvent être apportées à ce tableau clinique par les différentes formes de l'aérophagie.

Supposons-nous donc en présence du malade. Tout d'abord l'interrogatoire à cause des réponses du patient est intéressant à noter. Il s'agit dans les neuf dixièmes des cas d'un adulte, homme ou femme, dont le passé pathologique est toujours très chargé. C'est un nerveux, un neurasthénique bien souvent ; il a même quelquefois à la main ces petits papiers où les malades de son espèce consignent volontiers, avant de venir consulter, les diverses maladies qu'ils ont éprouvées, et tous les symptômes bizarres qu'ils ressentent.

Il se plaint de souffrir de l'estomac depuis longtemps, et il énumère tous les traitements, tous les régimes qu'il a essayés pour se guérir, sans arriver à un résultat. Mais ce qui nous a frappé, c'est la façon très imparfaite dont ces malades décrivent les symptômes qui caractérisent leur affection. Ils se plaignent bien d'avoir des gaz, mais il est rare qu'ils décrivent leurs crises d'une façon rationnelle. Le médecin doit donc insister sur les renvois, se les faire décrire par le malade sans toutefois le suggestionner, pour arriver à cette notion qu'il est atteint de ce qu'on appelait autrefois une dyspepsie flatulente.

Le malade a donc des rots nombreux, survenant le plus habituellement en séries, comme par crises, se reproduisant une ou plusieurs fois chaque jour. Le nombre des rots successifs en séries a dans l'interrogatoire une importance très grande ; nous avons toujours vu Mathieu y insister en questionnant ses malades, car pour lui l'aérophagie doit être systématiquement recherchée toutes les fois que le malade accuse plus de 5 à 6 éructations de suite.

Ayant donc cette notion de la fréquence excessive des renvois, nous insisterons auprès du patient pour qu'il s'efforce d'en rendre devant nous, et voici ce que nous observerons : il se penche légèrement en avant s'il est assis, il se redresse un peu s'il est couché, de façon à laisser à sa paroi abdominale tout le jeu nécessaire ; puis il s'arrête de parler, ferme la bouche, baisse la tête en avant, semble se recueillir et se met à roter. Ce sont d'abord des éructations discrètes, un peu espacées même, et qui semblent occasionner un effort quelquefois assez pénible ; mais bientôt l'intensité et la fréquence des rots augmentent, ils éclatent les uns sur les autres avec un bruit tel, que certaines malades s'enferment au moment des crises pour ne pas scandaliser leur entourage. Leur sonorité a un timbre variable ; les uns sont graves, prolongés, filants ; les autres, probablement de volume moindre ou rendus avec une pression plus grande, éclatent pour ainsi dire avec un son métallique au sortir du pharynx. Mais déjà, et chez tous ces malades on peut l'observer, il faut remarquer que chaque éructation sonore est précédée d'une simili-éructation qui coïncide avec le temps d'occlusion de la bouche.

On conçoit sans peine, que devant un tel tableau clinique, les observateurs aient été très embarrassés autrefois pour donner une explication pathogénique, et que, ignorant l'aérophagie, ils aient cherché souvent très loin la cause d'une flatulence aussi considérable ; et cependant rien n'est plus facile à expliquer.

Examinons donc plus fidèlement ce qui se passe au moment de la crise. Le malade se penche en avant et incline la tête sur la poitrine, avons-nous dit : c'est dans le but de faciliter les mouvements de déglutition. Il s'arrête de parler et ferme la bouche ; c'est pour commencer l'effort de déglutition, car celle-ci est pour ainsi dire impossible avec la bouche ouverte ; et s'il semble se recueillir un instant avant de commencer à roter, c'est pour rassembler dans sa bouche la quantité de salive nécessaire pour favoriser la déglutition, car il est extrêmement difficile de déglutir à vide.

Donc, dans un premier temps, la bouche fermée, il déglutit une gorgée d'air derrière une petite quantité de salive. Ce premier temps donne lieu à un bruit sourd du gosier, que le malade prend à tort pour une première éructation, tandis qu'il s'agit justement du phénomène opposé. A ce moment, il ouvre la bouche et l'air primitivement dégluti ressort bruyamment, comme ferait une éructation véritable. Alors, avec une remarquable alternance chez quelques-uns, la déglutition d'air et l'éructation successive se suivent sans discontinuer pendant toute la durée de la crise : tandis que chez d'autres, au contraire, on remarque 5 ou 6 déglutitions ou faux rots successifs avant de constater l'éructation véritable qui dans ce cas, étant nécessairement plus volumineuse, éclate avec un bruit intense et prolongé. Le réflexe est amorcé; la salive, abondante maintenant dans la bouche par suite d'une excitation réflexe des glandes salivaires, permet des déglutitions rapides; le pharynx et l'œsophage, habitués à la gymnastique de distension que leur impose l'aérophage, réagissent rapidement; il n'y a plus de raison pour que le malade s'arrête, si, cependant, la fatigue qui se manifeste au bout d'un certain temps, la diminution de la sécrétion salivaire, et l'évolution même de la digestion qui agit en supprimant le malaise gastrique, n'intervenaient pour espacer les rots et faire cesser la crise après une durée variable pour chaque aérophage.

Ce malade déglutit donc de l'air au lieu d'en rendre; nous venons de nous en rendre compte. Cherchons maintenant parmi les autres signes physiques ceux qui peuvent confirmer notre opinion.

Nous savons que tout mouvement de déglutition est perceptible au niveau du larynx par une élévation de cet organe, précédant la déglutition; le larynx semble s'élever au-devant du bol alimentaire qui va être poussé dans l'œsophage; son mouvement est donc immédiatement antérieur à cette pénétration. Or, regardons ce qui se passe chez notre patient: au moment du premier bruit, qu'il prend à tort pour un rot, son larynx s'élève; nous pouvons même nous en assurer mieux encore en essayant de l'immobiliser entre le pouce et l'index, car au moment de la déglutition de l'air il s'échappe en haut ; la déglutition ne fait donc aucun doute.

Nous pouvons demander encore à l'auscultation de confirmer notre interprétation du symptôme, car, en appliquant l'oreille au niveau du creux épigastrique, il nous sera facile d'ausculter le cardia et de percevoir quelques secondes après la déglutition le léger bruit à timbre métallique qui caractérise l'arrivée d'un peu d'air, à travers le cardia, dans la cavité gastrique.

Enfin la percussion nous renseignera encore sur la distension manifeste de l'extrémité inférieure de l'estomac, en y décelant un tympanisme souvent considérable dont nous connaissons maintenant la cause.

La description de l'aérophagie ne doit pas se limiter à la crise même ; des renseignements antérieurs à celle-ci sont utiles et nous devons rechercher tout au moins comment elle s'annonce, avec quelle fréquence elle se renouvelle, combien elle dure.

**Symptômes précurseurs de la crise.** — La crise d'aérophagie est précédée d'une période de malaise, d'une sorte d'aura, qui permet aux malades de la prévoir. Le plus souvent, elle s'annonce par une sensation pénible soit à l'estomac, soit un peu plus haut derrière le sternum, en un point qui correspondrait au quart inférieur de l'œsophage. Pour quelques malades cette sensation se montre immédiatement ou quelques minutes après un repas ; ils éprouvent alors une sensation pénible de tension due à une sensibilité particulière de leur muqueuse gastrique, mais ils l'interprètent à tort comme un ballonnement causé par des gaz de fermentation. Leur cardia vient-il à s'entr'ouvrir, et laisse-t-il échapper une éructation véritable, immédiatement voilà le patient soulagé momentanément, et quelques instants après la crise d'aérophagie commence. C'est donc le malade lui-même qui la provoque, car il se figure rendre des gaz alors qu'au contraire il ne les expulse qu'après les avoir déglutis au préalable.

C'est de la même façon que commence la crise qui survient à jeun ou à la fin de la digestion. Cependant si dans le cas précédent la tension intra-gastrique était déjà élevée, car elle l'est normalement après les repas, dans le cas qui nous occupe il faut faire intervenir un autre mécanisme pour expliquer l'élévation de cette tension et l'apparition d'un rot véritable qui déclanche la crise. Or les malades aérophages dont les crises surviennent loin des repas ou même à jeun, sont le plus souvent des hyperchlorhydriques, et la succession des symptômes morbides provocateurs peut chez eux s'établir ainsi : vers la fin de la digestion le contenu de l'estomac peut reprendre une hyperacidité anormale, de même cette hyperacidité peut chez d'autres se manifester à jeun ; un réflexe à point de départ gastrique s'établit alors qui peut porter sur la sécrétion salivaire et l'augmenter ; à ce moment la salive qui emplit la bouche est avalée inconsciemment par le patient, qui. à cause de ces déglutitions trop fréquentes, augmente sa pression intra-gastrique, jusqu'au moment où le cardia s'entr'ouvre. La crise s'amorce ensuite identiquement de la même façon que pour la précédente catégorie de malades.

L'aérophagie peut être amorcée de bien d'autres manières encore. Chez les hystériques principalement, et nous l'avons vu au chapitre précédent, la moindre cause, même la plus futile en apparence peut, à l'occasion, provoquer une crise. Rappelons donc ici, pour mémoire seulement, les crises à déclanchement chez les neurasthéniques et les hystériques.

**Horaire des crises**. — A quel moment de la journée apparaissent les crises ? En général, sauf pour les hystériques, elles devraient tendre à apparaître au moment des troubles gastriques qui les provoquent. Elles pourraient donc avoir pour certains malades une périodicité à peu près régulière, se montrant alors pour les uns à jeun, pour les autres après les repas, pour d'autres encore pendant le jeune nocturne; mais il ne faut pas oublier que les aérophages sont avant tout des nerveux, et que dès lors on doit s'attendre à voir leurs crises apparaître avec un horaire irrégulier, même lorsque les symptômes gastriques sont d'une régularité remarquable.

Les crises peuvent se montrer quotidiennement, ou même plusieurs fois dans la même journée. Souvent elles apparaissent pendant quelques jours de suite, voire même pendant des périodes plus longues; puis elles s'espacent et disparaissent, pour faire à nouveau leur apparition après une période d'accalmie pendant laquelle le malade a pu se croire guéri.

**Durée des crises.** — La durée d'une crise considérée isolément n'est jamais bien longue. Dans la grande majorité des cas, les rots s'échappent pendant dix ou même vingt minutes, puis tout rentre dans l'ordre jusqu'à la crise suivante. Cependant il n'est pas rare de rencontrer des malades dont la crise dure des heures entières. Mathieu cite ainsi l'observation « d'un notaire, homme exact par profession, qui avait calculé qu'il devait avoir de 5.000 à 6.000 régurgitations gazeuses par jour. Or il n'en avait ni pendant la nuit, ni pendant qu'il était en affaire avec un client. On voit d'après cela quelle intensité présentait l'aérophagie au moment des crises ».

**Modifications des symptômes suivant les formes de l'aérophagie.** — Nous venons de voir sous quel aspect se présente le plus habituellement l'aérophage, et nous avons assisté à sa crise en dépistant l'aérophagie, mais nous serions incomplets si nous ne nous attachions pas maintenant à décrire les variantes de ce tableau clinique. Il s'en faut de beaucoup en effet que tous les aérophages se ressemblent, et il est nécessaire de donner pour chaque forme clinique de l'aérophagie, tout au moins pour les formes les plus habituelles, un résumé des symptômes qui les caractérisent. Sans donc anticiper sur la description des formes de l'aérophagie que nous traiterons dans un chapitre à part, nous allons énumérer les façons d'être différentes des aérophages, telles qu'on peut être amené à les rencontrer en clinique.

Tout d'abord, nous diviserons les symptômes de l'aérophagie en deux catégories différentes suivant le mécanisme par lequel l'air est introduit dans l'œsophage ou l'estomac. Nous venons de décrire une des formes ; c'est l'aérophagie par déglutition ; elle est incontestablement la plus fréquente, aussi, est-ce à cause de cela que nous l'avons prise pour type de notre description. Mais d'autres aérophages procèdent d'une autre façon pour se gonfler d'air, ceux-là font de l'aérophagie par aspiration.

L'*aérophagie par aspiration*, bien que très rare, mérite néanmoins quelques lignes de description. Nous avons vu, dans le chapitre précédent, comment les malades la produisaient par une aspiration à glotte fermée ; nous n'insisterons donc que sur les symptômes qui lui sont particuliers. Dans cette forme l'air pénètre dans l'œsophage, soit d'une manière silencieuse, soit en produisant un bruit spécial que quelques auteurs comparent au chant de la tourterelle. Mathieu en cite d'ailleurs un cas typique : « Nous avons pu l'an dernier, dit-il, observer un cas très net de cette aérophagie par aspiration, chez un confrère étranger. La crise survenait deux ou trois heures après le repas en même temps qu'un malaise, du reste assez léger, de l'estomac. Le malade semblait se recueillir, il arrêtait momentanément sa respiration dans un mouvement d'inspiration, et l'on entendait alors une sorte de roucoulement dû à la pénétration de l'air dans l'œsophage. L'auscultation permettait un instant après de percevoir l'entrée d'une gorgée d'air dans l'estomac. Peut-être ce roucoulement est-il fréquent dans cette variété d'aérophagie, et ainsi paraît s'expliquer la production de ce bruit chez certaines personnes. »

Très fréquemment aussi, au lieu d'un double bruit dont le premier est faible et sourd et le second plus ou moins bruyant, comme cela se passe dans l'aérophagie par déglutition, l'oreille perçoit deux bruits sonores d'une intensité à peu près semblable. Le premier, annonçant la pénétration dans l'œsophage, est en somme une éructation en sens inverse du sens habituel, le second est l'éructation commune.

L'*aérophagie par déglutition*, la plus habituelle, peut être silencieuse ou bruyante.

Elle est *silencieuse* dans les formes par rétention (spasme du cardia, compression du cardia) car l'air n'a pas été dégluti d'une façon spéciale, sa pénétration dans l'estomac est passé inaperçue, mais son expulsion seule est difficile, elle est d'ailleurs rarement bruyante. Le type de cette forme particulière nous est fourni par l'aérophagie simple, ou sialophagie de Hayem, et par ces malades qui deviennent aérophages pour déglutir trop souvent leurs mucosités naso-pharyngiennes.

L'aérophagie est dite *bruyante* quand elle revêt les allures du type par lequel nous avons commencé ce chapitre des symptômes ; nous n'insisterons donc pas sur elle. C'est la forme qu'on rencontre chez les dyspeptiques, les nerveux, les neurasthéniques.

« Dans d'autres cas au contraire, l'aérophagie prend les allures d'un véritable spasme ; son mécanisme est le même... A cette catégorie appartient la grande *aérophagie spasmodique* des hystériques, le faux hoquet dont Bouveret, le premier, a déterminé la nature réelle. Il ne serait donc pas exact de prétendre, d'après ce qui vient d'être dit, qu'en dehors de la sialophagie, l'aérophagie bruyante est toujours un phénomène spasmodique. Elle l'est quelquefois mais non toujours (1). »

La symptomatologie peut encore revêtir des allures spéciales d'après la profondeur où l'air a pénétré dans les voies digestives.

(1) A. Mathieu, Formes de l'aérophagie. *Arch. des maladies de l'app. dig.*, juin 1907.

Dans l'aérophagie *pharyngo-œsophagienne*, c'est à peine si la gorgée d'air pénètre jusqu'au tiers supérieur de l'œsophage, aussi l'auscultation du cardia est-elle négative. En général les deux actes; déglutition et éructation se suivent avec un certain intervalle, mais dans cette forme ils se suivent immédiatement ; l'air est à peine dégluti qu'il ressort déjà avec son bruit caractéristique; il n'a pas eu le temps de déplisser l'œsophage pour gagner le cardia, peut-être même aussi a-t-il rencontré devant lui les parois de l'œsophage contractées dans un spasme léger d'irritation ou de défense (fig. 2).

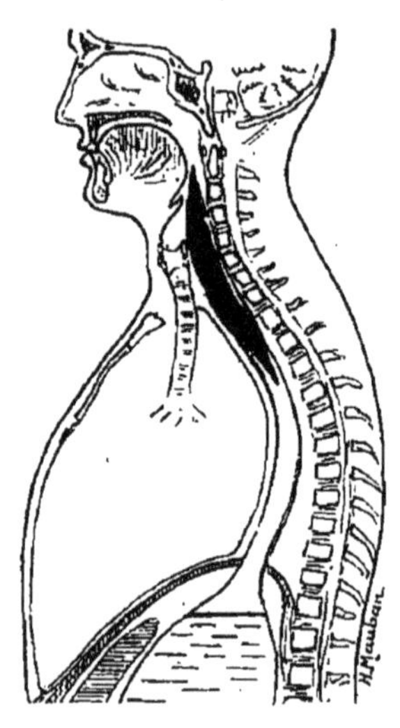

Fig. 2. — *Aérophagie pharyngo-œsophagienne.*

L'air ne pénètre que jusqu'au 1/3 supérieur de l'aérophage et en ressort immédiatement.

Dans l'*aérophagie œsophagienne*, au contraire, l'intervalle qui sépare ces deux bruits est souvent plus marqué. Sans qu'il soit nécessaire que le bol gazeux pénètre jusqu'au cardia, il est certain qu'il lui faut un certain temps pour pénétrer, puis pour ressortir ; quelquefois même plusieurs déglutitions successives ont lieu sans que l'éructation alternante se manifeste, car l'œsophage, de même que l'estomac, est dans quelques cas rares susceptible de se laisser dilater par les gaz. Il va sans dire que l'éructation qui suivra devra être d'autant plus intense qu'elle résultera de

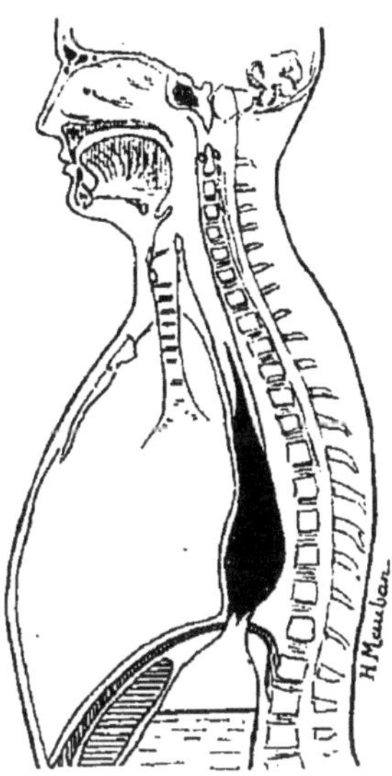


Fig. 3. — *Aérophagie œsophagienne.*

L'air pénètre dans l'œsophage, mais ne franchit pas le cardia.

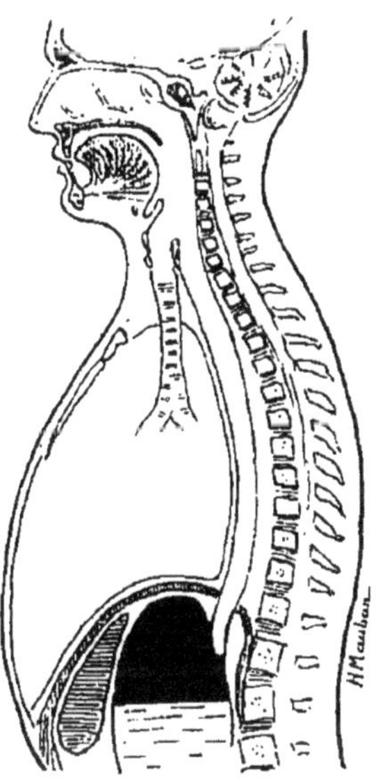


Fig. 4. — *Aérophagie gastrique.*

L'air, en s'accumulant dans l'estomac, déforme l'extrémité supérieure de cet organe et refoule en haut le diaphragme.

l'expulsion d'une plus grande quantité d'air accumulé (fig. 3).

C'est d'ailleurs ce qui se passe dans une forme d'aérophagie que nous allons désigner, par opposition aux précédentes, *aérophagie gastrique* (fig. 4). Dans cette forme l'alternance des bruits de déglutition et d'éructation manque souvent ; voilà d'ailleurs comment Mathieu explique ce symptôme :

« Pendant assez longtemps, j'ai cru que la déglutition de l'air dans l'estomac et son expulsion se succédaient habituellement par une régulière alternance ; j'ai pu me convaincre depuis qu'il n'en est rien, ou tout au moins, qu'un mode différent d'expulsion de l'air est beaucoup plus fréquent. Cette alternance régulière se produit, en réalité, surtout lorsque l'air ne dépasse pas l'œsophage et se trouve rejeté sans être parvenu dans l'estomac. Quand réellement il pénètre dans l'estomac, par séries plus ou moins considérables de mouvements de déglutition, il s'y accumule jusqu'à ce que la tension gastrique atteigne un certain degré ; à ce moment, l'air s'échappe à travers le cardia et l'œsophage en produisant un bruit prolongé. » Il y a ainsi plusieurs déglutitions successives pour une seule éructation plus abondante. En moyenne cinq ou six déglutitions sont nécessaires pour provoquer un rot. C'est d'ailleurs ce qui fait dire à quelques malades qu'ils sont obligés d'expulser cinq ou six renvois de suite pour éprouver un soulagement et un instant de calme. En réalité, il faut qu'ils déglutissent cinq ou six gorgées d'air pour arriver à la tension intra-gastrique suffisante qui ouvrira leur cardia et expulsera l'air qu'ils ont emmagasiné dans leur estomac.

Quelquefois encore les déglutitions se font pendant

plusieurs minutes consécutives sans qu'aucune éructation vienne interrompre la régularité du mouvement ; et quand l'éructation se produit, elle est considérable. C'est alors une sorte de véritable vomissement d'air. On peut d'ailleurs s'en rendre compte en recueillant dans une cloche à eau la totalité du gaz expulsé, car, tandis que le rot ordinaire représente un volume de 50 à 100 centimètres cubes, le volume peut atteindre 700 centimètres cubes, un litre même, quand il s'agit de ces formes avec rétention (1).

Toutes ces différentes formes symptomatiques que nous venons de passer en revue nous ont fait assister à l'expulsion de l'air par la bouche, mais il existe d'autres aérophagies pour lesquelles il n'y a pas d'expulsion buccale. L'air ingéré sort ainsi par le pylore et se trouve forcé de suivre la filière intestinale. Cette forme est fréquente chez les hystériques. Voici d'ailleurs la description qu'en donne Mathieu :

« Ce qui frappe tout d'abord quand on examine ces malades, c'est la tympanite excessive qu'ils présentent et dont la cause échappe souvent.

« Dans la *tympanite*, ce qui frappe, ce ne sont ni les renvois bruyants, ni le hoquet spasmodique, mais la distension gazeuse de l'abdomen.

« Chez une malade de mon service, il s'était développé une tympanite présentant tous les caractères de

(1) D'après Dobrovici. Thèse de Paris, 1907, p. 55.

la tympanite névropathique. La saillie de l'abdomen ne pouvait pas s'expliquer par l'abaissement du diaphragme. On finit par s'apercevoir qu'à certains moments elle faisait presque continuellement des mouvements silencieux de déglutition. On parvint par la suggestion à les faire cesser et la tympanite disparut très rapidement.

« Une malade que nous avons observée avec J.-Ch. Roux nous a particulièrement intrigués. Sans trouble de déglutition marqué, sans tympanisme abdominal, elle émettait presque sans interruption, par l'anus, des gaz inodores. C'est par milliers qu'ils se comptaient en vingt-quatre heures. La malade était très nerveuse. Il nous fut impossible de surprendre jamais des mouvements de déglutition aérophagique. La malade finit par guérir après un isolement assez prolongé. »

« D'où venaient les gaz ? Bien que la démonstration n'ait pu en être faite, l'aérophagie seule nous a paru pouvoir expliquer cette émission excessive de gaz inodores par la voie rectale (1). »

C'est chez ces malades que l'aréophagie peut se montrer avec une symptomatologie telle qu'elle en impose pour une affection toute différente et revêtir les allures d'une maladie grave. Ces formes sont signalées par Bouveret (2) dans son travail de 1901. Il

(1) Mathieu. *Gazette des Hôpitaux*, 9 janvier 1904.

2) Bouveret, Formes sévères de l'aérophagie nerveuse. *Lyon Médical*, 10 mars 1901.

signale tout particulièrement certaines aérophagies remarquables par les troubles graves qu'elles peuvent occasionner en entravant la fonction normale de l'estomac, du cœur, des poumons. N'est-il pas naturel d'admettre en effet, qu'une dilatation parfois excessive de l'estomac, et souvent de l'intestin tout entier, puisse avoir une influence sur les fonctions de ces organes en leur imposant une gêne marquée. Aussi est-ce pendant les crises d'*aérophagie dramatique* qu'on a pu penser au diagnostic d'angor pectoris, de crise d'asthme, de dyspnée cardiaque ou urémique, car l'angoisse que ressentent les malades est toujours très grande. Elle débute toujours dans les quelques instants qui précèdent la crise qu'ils redoutent, et elle les laisse souvent anéantis. On pourrait appliquer à ces crises le nom d'*aérophagie angoissante*. En voici un exemple cité par Mathieu :

« Un architecte de trente-six ans nous consulte en février 1903. C'est un nerveux très surmené qui souffre de l'estomac depuis déjà longtemps. Il éprouve même dès le matin du gonflement gastrique. Cette sensation augmente après les repas. Ce gonflement est souvent assez marqué pour produire une gêne considérable. Les crises sont surtout marquées pendant la nuit. Le malade est obligé de se lever, de rester assis dans un fauteuil à cause de l'oppression considérable qu'il éprouve dans le décubitus horizontal.

« Parfois ces crises s'accompagnent de constriction

thoracique, d'angoisse, de sueurs froides, de lipothymie. Le malade a été pris à plusieurs reprises de crises semblables, au moment où il visitait des chantiers de maisons en construction, principalement quand il était obligé de monter à des échelles. Ces malaises se sont tellement répétés, ils ont pris une intensité telle qu'il a dû renoncer à sa profession.

« C'est un aérophage : il a des milliers de renvois par jour. Il est facile, en lui demandant de provoquer ses prétendus renvois, de constater nettement la déglutition de l'air. Il est à noter qu'un médecin avait conseillé de provoquer artificiellement les renvois. »

Nous rencontrons d'autres observations semblables dans la thèse de Dobrovici, et nous retrouvons encore cette forme spéciale de l'aérophagie décrite par Leven, sous le nom d'*aérophagie méconnue à formes rares et graves*, dans une communication toute récente à la *Société de Thérapeutique* (1) où nous pouvons constater que l'aérophagie, par ses conséquences, peut dans quelques cas simuler l'angine de poitrine, l'asystolie, la dyspnée de l'artério-sclérose, les dyspepsies les plus graves. Enfin il est bon de remarquer que, dans ces formes toutes spéciales, les crises sont très souvent nocturnes et qu'elles prennent le malade au lit. Faut-il voir là un cas simplement fortuit, ou, sous

(1) LEVEN, Aérophagie méconnue, ses formes rares et graves. *Société de Thérapeutique*, 9 juin 1909.

la dépendance d'un trouble digestif, se reproduisant pendant la période de jeûne nocturne? Faut-il encore attribuer une importance à la position horizontale qui favoriserait la distension extrême de l'estomac en entravant son évacuation gazeuse normale par le cardia ? Nous serions tenté d'admettre cette dernière hypothèse en songeant que par un mécanisme semblable les *aérophages qui viennent d'être opérés* sont prédisposés à faire de la dilatation aiguë de l'estomac et à succomber avec des symptômes de collapsus cardiaque. Dans une communication de Tissier à la *Société de Thérapeutique* (1) nous trouvons détaillée avec soin la symptomatologie de ces formes graves. Il semble non douteux que ces malades qui font de la rétention gazeuse par obstacle mécanique au niveau du cardia (repli valvulaire de Gubarof) sont des aérophages, qui doivent à l'anesthésie chloroformique la sialophagie intense et inconsciente qui dilate leur estomac à l'extrême. Nous retrouverons d'ailleurs au chapitre Pathogénie les détails techniques indispensables sur cette forme d'aérophagie que nous ne pouvons que citer ici.

(1) Tissier, Nature et traitement de la dilatation aiguë de l'estomac et des autres formes d'aérophagie survenant après les interventions chirurgicales. *Soc. de Thérapeutique*, 22 décembre 1909, p. 546.

## PATHOGÉNIE ET MÉCANISME

SOMMAIRE

*Théories anciennes sur la flatulence* : 1° théorie de fermentation ; 2° théorie de l'exhalation gazeuse.

*Théories par irruption d'air ou de gaz dans l'estomac* : 1° aérophagie par reflux des gaz de l'intestin dans l'estomac ; 2° aérophagie par aspiration à glotte fermée (aérophagie et mérycisme ; aérophagie consciente volontaire ; aérophagie de la coqueluche); 3° aérophagie par déglutition ; (déglutition à vide, avec la salive, avec les aliments ; la preuve est fournie par : mouvements de déglutition ; caractères physiques et chimiques du gaz éructé ; radioscopie).

*Mécanisme de l'aérophagie* : dans l'aérophagie physiologique ; dans l'aérophagie par rétention ; chez les dyspeptiques ; chez les neurasthéniques et les hystériques ; chez les mérycoles ; dans la dilatation aiguë de l'estomac ; chez les sujets atteints de pharyngite chronique.

Dans les chapitres précédents nous avons examiné successivement, d'abord les prédispositions à l'aérophagie puis nous avons recherché quels sont les malades qui deviennent aérophages. Nous avons ensuite passé en revue les symptômes fonctionnels et les symptômes physiques de cette affection et nous avons vu enfin un dyspeptique, qe nous avions pris comme type de description, se remplir l'œsophage ou l'estomac d'air atmosphérique ; il nous faut maintenant revenir sur les différents types que nous avons décrits, pour bien montrer comment opèrent les aérophages ; pour exposer en un mot la pathogénie de cette affection.

La conception actuelle, que nous avons déjà en partie dévoilée, et qui est pour ainsi dire unanimement acceptée aujourd'hui, a été précédée par de nombreuses hypothèses. Comment d'ailleurs n'en aurait-on pas fait devant ces dyspepsies flatulentes tellement intenses, qu'il devenait impossible de les expliquer d'une façon satisfaisante. Il faut avoir assisté en effet à l'une de ces crises auxquelles nous voulons faire allusion, crises au cours desquelles le patient, incapable de se livrer à une occupation quelconque et secoué par des éructations continuelles et terribles, semble se vider d'un énorme volume de gaz qui aurait envahi son tube digestif, pour comprendre comment les hypothèses les moins vraisemblables ont pu germer dans l'imagination des observateurs.

**Théorie de la fermentation.** — Rappelons que de tout temps on a pensé à la fermentation pour expliquer les flatulences, les « coliques venteuses ». En réalité ce phénomène chimique existe et est chimiquement prouvé. L'erreur commença lorsqu'on appliqua la théorie de fermentation à la dyspepsie flatulente, car sous ce terme, et du fait des descriptions qui sont arrivées jusqu'à nous, il nous faut bien reconnaître l'aérophagie; or, dans cette affection, le volume des gaz est par trop considérable pour relever d'une semblable explication.

C'est là l'erreur de Baumès qui, dans son traité des maladies venteuses, écrivait en 1837 que « les gaz résultent de l'opération chimico-vitale qui constitue la digestion, mais surtout la mauvaise digestion ou la digestion incomplète ». Briquet, Grisolle, Chomel firent la même erreur, et accordaient aux fermentations une place prépondérante. Bardet même, beaucoup plus récemment, en 1894, induit en erreur par l'analyse chimique des gaz prélevés au cours des éructations d'un aérophage, conclut à la fermentation, mais il revint plus tard sur l'interprétation première qu'il avait donnée.

Il est non douteux, au demeurant, que des gaz de fermentation peuvent prendre naissance à la fin de la digestion, mais ils ne peuvent à cause de leur faible volume prétendre à quoi que ce soit dans la pathogénie de l'aérophagie.

**Théorie de l'exhalation gazeuse.** — D'autres auteurs, convaincus de la fausseté de cette hypothèse, ont pensé pouvoir expliquer la production insolite d'une telle quantité de gaz par la théorie de l'exhalation gazeuse. La surface muqueuse de l'estomac aurait été, d'après eux ,capable, par dyalise ou par osmose,de laisser passer une certaine partie des gaz dissous dans le sang ; quelques-uns même ont pensé à une sécrétion gazeuse par les glandes gastriques. Certains ne citent-ils pas, à l'appui de leurs conceptions, l'expérience de Magendie sur une anse intestinale d'un animal vivant : cette anse, attirée au dehors, vidée par pression de son contenu, liée entre deux ligatures et remise en place, se gonfle peu à peu jusqu'à quadrupler de volume en un temps relativement court.

Il est bon cependant de faire remarquer que rien n'autorise une semblable comparaison. L'estomac d'un aérophage n'est pas imperméable à ses deux extrémités : les deux ligatures de Magendie étaient un double traumatisme qui pouvait avoir une influence considérable; enfin sous l'influence de l'occlusion intestinale ainsi provoquée et de la péritonite qui devait être inévitable, il est certain que le peu de matières intestinales qui avaient échappé à la pression destinée à faire une évacuation sommaire, avaient dû fermenter et provoquer la distension intestinale que ces auteurs interprétaient comme une exhalation provenant de la décomposition des gaz du sang.

Citons encore la théorie d'Andral qui explique tympanite ou flatulence par l'hypothèse du flux gazeux. « Ce sont, dit-il, de véritables flux de gaz, comme en d'autres circonstances nous avons trouvé de véritables flux séreux et muqueux. Lorsque ces gaz sortent par la bouche, ils forment ce qu'on nomme les éructations ; ils sont en général inodores, mais ils ont le goût d'œufs pourris dans les indigestions ; parfois ils sont en si grande abondance qu'ils sortent pendant plus d'une minute, et il n'est pas rare qu'ils entraînent avec eux une portion des aliments qui arrivent dans la bouche par régurgitation. »

Ces quelques lignes ne laissent donc aucun doute ; Andral avait observé des aérophages, des « flatulents » ainsi qu'on les désignait alors, mais, ne trouvant pas d'explication convenable de l'origine de ces gaz, il avait admis l'hypothèse du flux gazeux.

**Théories basées sur l'irruption de l'air ou d'un gaz dans l'estomac.** — En opposition avec ces théories désuètes, que nous avons détaillées à titre de curiosité, plaçons maintenant les théories plus récentes. Nous envisagerons ainsi la possibilité de trois pathogénies différentes.

Avec la première nous chercherons s'il est possible à des gaz de fermentation intestinale de remonter le long de l'intestin, et de franchir le pylore pour envahir l'estomac.

Avec une seconde nous examinerons ce que c'est

que l'aérophagie par aspiration à glotte fermée,

Enfin nous terminerons par la pathogénie la plus habituelle, la mieux établie : nous voulons parler de l'aérophagie par déglutition d'air atmosphérique.

1° *Théorie de l'aérophagie par reflux des gaz intestinaux dans l'estomac.* — Est-il possible aux gaz de fermentation intestinale de franchir le pylore et de faire irruption dans l'estomac ? La réponse n'est pas douteuse. Ne voyons-nous pas au cours de l'occlusion intestinale par exemple, les liquides et les gaz du duodénum refluer en partie dans l'estomac ? Or, si l'on admet que les gaz de fermentation sont d'autant plus nombreux que le produit de la digestion approche davantage du terme vers lequel il tend à l'état normal, il nous faut admettre que ces gaz doivent être beaucoup plus abondants dans l'intestin que dans l'estomac.

Nous rejetions, il n'y a qu'un instant, la possibilité de tympanisme stomacal par les gaz de fermentation gastrique, sous prétexte que la digestion n'est pas assez avancée ; que pouvons-nous donc objecter à cette hypothèse, puisque dans quelques cas le pylore se laisse forcer par les liquides et les gaz venant de l'intestin ?

A cela nous devons répondre que le pylore n'est perméable de cette manière que dans des cas exceptionnels, car, si on peut observer cette perméabilité sous l'influence d'une occlusion intestinale qui provoque de l'antipéristaltisme ou une parésie du pylore, si on l'observe encore dans la péritonite, elle n'existe pas et n'a aucune raison de se manifester dans l'aérophagie.

Enfin d'autres preuves de l'inanité de cette hypothèse nous sont encore fournies par les expériences de Dobrovici sur la tension gazeuse intra-intestinale. Voici comment il combat cette théorie : « En ce qui concerne l'homme, il est très difficile de répondre à cette question (perméabilité du pylore pour les gaz allant de l'intestin vers l'estomac) ; mais en voyant ce qui se passe chez l'animal il y a tout lieu de croire que les choses se passent de même que chez l'homme. Nous avons vu que chez le chien porteur d'une fistule duodénale, on peut élever par insufflation la pression intra-duonénale, qui normalement est de 8 centimètres, jusqu'à 40 centimètres. Cette pression cinq fois plus élevée que la pression intra-duodénale normale est instable et elle est suivie d'une chute lente de la pression qui est due au passage des gaz de l'intestin grêle dans le gros intestin, comme le prouve la pression intra-rectale et l'expulsion de gaz par l'anus. Nous n'avons jamais pu élever la pression intra-duodénale au-delà de 40 centimètres, qui est la pression maxima. Or malgré que nous ayons répété cette expérience un nombre considérable de fois, nous n'avons jamais vu se produire de modification dans le manomètre qui nous donnait la pression intra-gastrique. Le pylore semble donc opposer normalement une barrière infranchissable aux gaz qui, de l'intestin, tendraient à passer dans l'estomac. Ce phénomène peut s'observer seulement dans les cas pathologiques graves ; par exemple s'il y a un obstacle mécanique siégeant sur l'intestin ou par atonie ou insuffisance du sphincter pylorique. »

En résumé, le gaz qui s'échappe dans les dyspepsies flatulentes (terme ancien), dans l'aérophagie (terme actuel) ne provient pas d'une fermentation gastrique ou intestinale, il n'est pas davantage produit par une exhalation gazeuse, force nous est donc d'accepter qu'il vient du dehors. Voici les théories qui vont nous l'expliquer définitivement.

2° *Théorie de l'aérophagie par aspiration à glotte fermée.* — C'est Linossier qui a principalement contribué à défendre cette théorie dans laquelle il compare l'aérophagie à un mérycisme gazeux. Sa conviction procède de l'étude très complète d'un cas de mérycisme chez un soldat.

Dans un travail en collaboration avec Lemoine paru dans la *Revue de médecine* en mars 1894, ils relatent, avec l'observation du malade, les expériences qu'ils ont entreprises pour saisir le mécanisme de la rumination qu'ils décrivent ainsi : « Les régurgitations se produisent de la façon suivante : le malade pour cette observation est couché, étendu horizontalement sur son lit, la partie antérieure du thorax et de l'abdomen découverte. Immédiatement après le repas il a une sensation de plénitude qui, dans certaines phases de la dyspepsie, est remplacée par la sensation d'un poids extrêmement lourd au niveau de la région épigastrique ; puis vient, trois ou quatre minutes après la dernière bouchée, la première régurgitation.

Elle débute par une forte inspiration en même temps qu'on entend, comme un hoquet, un petit bruit aigu et bref ; au même moment se produit une forte saillie en avant de la paroi antérieure de l'abdomen ; mais c'est surtout à la région épigastrique que la voûssure est fortement prononcée ; à ce moment, si l'on applique l'oreille sur la région épigastrique qui bombe, on entend souvent un léger bruit clair, comparable à celui que fait l'air en pénétrant de force dans un liquide épais. Aussitôt après, mais si rapidement que l'œil a de la peine à dissocier les deux phénomènes, survient un affaissement de cette région et de la paroi abdominale, pendant que la bouche reçoit un bol alimentaire plus ou moins volumineux... Ce bol alimentaire est lancé dans la bouche avec une telle force, que les aliments font quelquefois irruption à travers les commissures labiales fermées. Cette réjection est accompagnée d'un bruit de gargouillement très net et très intense (1). »

Lemoine et Linossier pour bien se pénétrer des détails du mécanisme par lequel les aliments étaient ramenés dans la bouche, ont utilisé la méthode gra-

(1) Lemoine et Linossier, Du mérycisme chez l'homme. *Revue de Médecine*, mars 1894.

phique (polygraphe de Marey), et après l'étude des tracés ils concluent de la façon suivante :

« Il y a lieu de distinguer deux périodes dans le phénomène : 1re *période* : le diaphragme s'abaisse brusquement et la glotte se ferme, il en résulte trois choses : 1° dans la cavité thoracique se produit un vide relatif sous l'influence duquel l'air extérieur vient distendre l'œsophage ; 2° l'extrémité inférieure de l'œsophage est attirée en bas... ; 3° l'estomac subit un commencement de compression; 2e *période* : à ce moment entrent simultanément en jeu deux groupes de muscles : 1° les muscles inspirateurs, le diaphragme restant abaissé, se contractent et dilatent fortement le thorax; il en résulte, la glotte restant toujours fermée, une augmentation du vide intra-thoracique ; 2° les muscles abdominaux accentuent la compression de l'estomac.

« Sous la double influence de la compression de l'estomac et de l'appel fait dans l'œsophage par le vide intra-thoracique, le bol alimentaire est lancé brusquement dans la bouche à travers l'œsophage transformé en tube rigide. »

Mais déjà à lire cette observation nous avons pressenti que ce malade mérycole si bien décrit, si étudié, est aussi un aérophage. En douterions-nous encore, que ces quelques lignes qui suivent vont nous le confirmer (*ibid.*, p. 198) : « Ce petit crochet... (marqué par le polygraphe) est certainement dû *à cette éructa-*

*tion sonore* qui précède toujours l'arrivée du bol alimentaire dans la bouche ; cela est d'autant plus vraisemblable que dans le tracé donné par la joue, on observe en même temps un crochet qui parfois se transforme en une forte saillie exprimant ainsi l'arrivée d'une *bouffée d'air* dans la bouche ».

Ainsi donc ce malade est un mérycole aérophage ; nous connaissons dans tous ses détails le mécanisme qui lui permet de ramener des aliments dans sa bouche ; l'explication du mérycisme donnée de cette façon va nous être d'une incontestable utilité pour expliquer une forme spéciale de l'aérophagie.

Au moment où Lemoine et Linossier publiaient ce travail, l'aérophagie était encore inconnue ; ce fut seulement en 1901 après la communication de Mathieu et Follet à la Société médicale des hôpitaux, que l'un d'eux, Linossier, fit un rapprochement entre ces faits qu'il avait observés autrefois et les cas d'aérophagie dont Mathieu donnait la description, et il prit part à la discussion sur cette intéressante question pour défendre la pathogénie de l'aérophagie par aspiration à glotte fermée et établir des rapports indéniables entre le mérycisme et l'aérophagie. D'après Linossier, l'aérophagie pouvait, dans certaines circonstances, être un mérycisme gazeux.

D'ailleurs ce mécanisme est facile à prouver. Nous savons en effet que la déglutition d'air est exceptionnelle lorsque la bouche est largement ouverte ; elle n'est possible alors que par un artifice qui consiste à faire pousser d'avant en arrière par la langue, creusée en cuillère et appliquée contre la convexité contraire du palais, une gorgée d'air et de salive jusque dans le pharynx, où la déglutition se fait d'une façon réflexe; mais cet artifice est facilement dévoilé par les mouvements d'élévation successifs du larynx qu'on peut ou voir ou même sentir.

Or, certaines personnes, à œsophage complaisant, peuvent, avec un peu d'habitude, reproduire une aérophagie, d'autant moins douteuse qu'elle est plus bruyante, en faisant pénétrer de l'air dans leur œsophage; et cependant ils ont la bouche largement ouverte et leur larynx reste parfaitement immobile.

Ces sujets, qui sont souvent des acrobates dans leur genre, et qu'on pourrait par opposition à un acrobate célèbre d'un genre différent nommer des « rotomanes » peuvent se livrer à cette gymnastique aussi longtemps qu'on leur demande, car chez eux, l'habitude aidant, l'air n'est jamais poussé bien loin ; à peine entré dans l'œsophage avec un bruit d'autant plus sonore que la bouche est alors largement ouverte, il en ressort aussitôt après, avec un timbre métallique qui même, modifié par la position de la langue et des lèvres, peut reproduire d'une seule haleine, si toutefois nous pouvons nous exprimer ainsi, toutes les voyelles de l'alphabet.

En auscultant chez ces sujets la région du cardia, on

n'entend qu'exceptionnellement une petite quantité d'air pénétrer dans l'estomac. Donc chez eux pas de déglutition ; l'aérophagie est due à l'ouverture facile de l'extrémité supérieure de l'œsophage au moment d'une aspiration violente à glotte fermée, qui produit dans la cage thoracique et dans le médiastin un vide relatif.

Mais si nous mettons à part ces aérophages volontaires et conscients, nous constatons que l'aérophagie par aspiration est extrêmement rare, et qu'en somme la pathogénie invoquée par Linossier ne s'applique qu'à certains mérycistes et tout à fait exceptionnellement aux dyspeptiques ; cependant elle nous explique d'autres formes peu connues d'aérophagie auxquelles nous nous sommes attaché tout particulièrement dans une récente communication à la Société de thérapeutique (1).

Que faut-il en effet pour que par un mécanisme semblable, l'air puisse faire irruption dans l'œsophage ? Il faut, nous venons de le voir, un mouvement d'inspiration violent ou brusque, coïncidant avec la fermeture de la glotte, ou encore une contraction soudaine et énergique du diaphragme provoquant une forte inspiration. Si la glotte n'est qu'entr'ouverte sinon fermée, un certain degré de vide intra-thoracique se produit, et nous constatons que l'air atmo-

(1) Maudan, Sur quelques formes rares de l'aérophagie. *Société de Thérapeutique*, 9 mars 1910.

sphérique fait irruption dans la partie supérieure de l'œsophage (fig. 5).

C'est ainsi qu'à l'occasion des contractions diaphragmatiques du rire aux éclats, du hoquet, ou des sanglots chez les enfants, nous avons pu, dans quelques cas, dépister l'aérophagie d'une façon nette. Bien que toute passagère, et sans aucune conséquence pathologique, elle nous a paru intéressante à signaler.

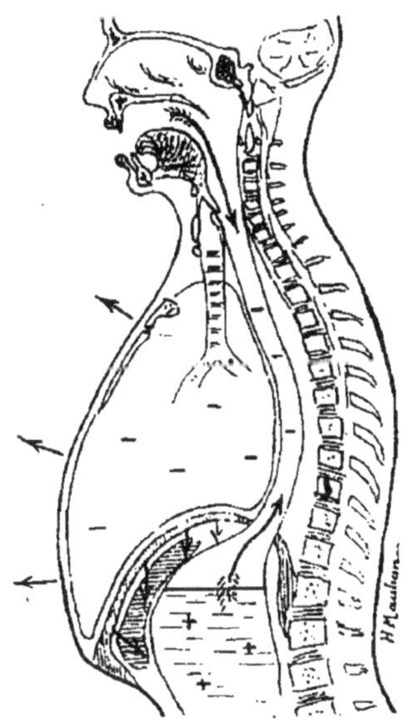

Fig. 5. — Aérophagie par aspiration à glotte fermée.

Elle se montre encore et à peu près de la même manière dans la coqueluche pendant ses quintes, au moment précis de la reprise qu'on nomme « le chant du coq ». Nous ne l'avons observée que chez des enfants et avec une netteté d'autant plus grande que ceux-ci étaient plus jeunes. Dans quelques cas la pénétration de l'air dans l'œsophage et son expulsion l'instant d'après, font un tel tapage que l'aérophagie est évidente ; dans d'autres cependant, l'aérophagie pourrait passer inaperçue sans les éructations nombreuses qui la révèlent une fois la crise terminée.

Le mécanisme d'aérophagie par aspiration à glotte fermée ne fait aucun doute dans le cas présent, car c'est bien au moment de la reprise, au moment par conséquent où se fait un violent effort d'inspiration, que l'on peut percevoir le bruit caractéristique de l'irruption de l'air dans l'œsophage. Or, à cet instant précis, la glotte est immobilisée par le spasme ; son occlusion est partielle sinon presque complète ; toutes les conditions sont donc remplies pour amener une sorte de vide intra-thoracique qui favorise bien la rentrée de l'air dans les bronches, mais qui facilite aussi sa pénétration dans l'œsophage.

Tous ces cas spéciaux sont, il est vrai, exceptionnels ; exceptionnelle également l'aérophagie associée au mérycisme. La pathogénie qui fait intervenir l'aspiration à glotte fermée n'est donc applicable qu'à de très rares cas d'aérophagie, car l'immense majorité des aérophages relèvent de la forme pathogénique que nous allons étudier maintenant.

3° *Théorie de l'aérophagie par déglutition.* — Celle-ci, même avant d'être connue, avait été cependant entrevue par Chomel, Willième, Luton, qui s'étaient arrêtés un instant à la signaler, sans lui attribuer toutefois l'importance considérable qu'on devait plus tard lui donner. Nous avons vu au chapitre « Historique » l'évolution de cette idée se faire lentement, malgré les théories unanimement acceptées à cette époque ; nous ne reviendrons donc pas sur ce point. Nous reproduirons seulement un passage de Chomel dans lequel cette pathogénie entrevue semble réfutée quelques lignes plus loin.

« On a longtemps attribué, dit Chomel, l'augmentation des gaz dans les voies digestives à l'introduction directe de l'air soit qu'il passe de la bouche dans l'estomac par une sorte de déglutition, soit qu'il arrive suspendu dans les liquides, tels que les eaux gazeuses, ou enveloppé de certaines graines légumineuses, telles que haricots, pois, lentilles, auxquels on a donné l'épithète d'aliments venteux. » Chomel semble accepter cette théorie, il l'admet comme possible, mais il ne peut se défendre quelques lignes plus loin de mettre en parallèle une hypothèse que nous connaissons déjà pour l'avoir combattue au début de ce chapitre... « La production du gaz, dit-il, est principalement due à une exhalation particulière des membranes stomacale et intestinale... »

Plus près de nous, Bouveret d'abord, puis Mathieu, ont montré l'importance en pathologie de la déglutition d'air. Le premier en relatant l'aérophagie des hystériques, le second en décrivant et en faisant connaître la fréquence insoupçonnée jusque-là de l'aérophagie des dyspeptiques.

Abordons maintenant la discussion de ce mécanisme ; voici les différents points que nous allons successivement passer en revue : Il s'agit, nous l'avons admis, d'une déglutition d'air : elle peut se faire à vide, avec la salive, ou avec les aliments. Nous pouvons le prouver par les mouvements de déglutition, par l'auscultation du cardia, par le volume des gaz rendus et leur composition chimique, enfin par la radioscopie ou l'œsophagoscopie. Nous terminerons par une sorte d'adaptation de la pathogénie aux formes les plus cliniques.

La déglutition de l'air peut-elle se faire *à vide?* oui, sans aucun doute : mais elle est beaucoup moins fréquente ainsi, car elle est beaucoup plus difficile à réaliser. Pour y arriver, il faut déglutir peu d'air à la fois mais coup sur coup, de façon que l'air dégluti le premier soit poussé plus loin par une seconde gorgée. Ce serait ainsi une sorte de vis-à-tergo qui le ferait progresser de haut en bas dans l'œsophage (1).

La déglutition *au moyen d'une gorgée de salive* est beaucoup plus fréquente, et quand on cherche à la reproduire volontairement on se rend compte que la salive est presque obligatoire, car l'acte de déglutition

(1) Aubert en explique le mécanisme de la façon suivante: « Alors qu'une seule gorgée de liquide ou une seule bouchée d'aliments descend facilement sans qu'on y pense jusqu'à l'estomac, il est difficile de déglutir entièrement une seule gorgée d'air. Quand on le fait on sent le bol aérien descendre lentement, et on ne peut le pousser un peu vite et sûrement jusqu'à l'estomac que par une série de déglutitions assez rapprochées, et par la vis-a-tergo que les bols aériens successivement introduits exercent les uns sur les autres. » (Déglutition de l'air atmosphérique, *Lyon médical*, 1891.)

d'air ne peut, malgré toute la bonne volonté qu'on y met, être commencé qu'alors que la quantité de salive nécessaire a été accumulée dans la bouche. C'est à cause de cela que nous notions dans le chapitre précédent ce moment de recueillement de l'aérophage à qui l'on demande d'expulser des gaz. Il va sans dire que l'aérophagie se manifeste aussi dans la déglutition pathologiquement fréquente de la salive, dans cette forme qu'Hayem a nommée sialophagie. Ici la déglutition contient beaucoup de salive et peu d'air, alors que c'était le contraire dans le cas précédent ; mais, comme l'acte d'avaler est pour ainsi dire incessant, les petites quantités d'air ingérées finissent par se collecter dans l'estomac et y amener une tension gazeuse élevée.

C'est par un mécanisme analogue que l'air pénètre *avec les aliments,* au cours du repas, principalement avec les aliments liquides. Mais ici il est nécessaire de faire une distinction : tandis qu'à l'état normal chaque gorgée de liquide n'entraîne dans l'estomac qu'une infime quantité d'air, dont l'estomac se débarrasse par des éructations banales au cours du repas et qui passent absolument inaperçues, certaines personnes au contraire ne peuvent boire sans déglutir au moins autant d'air que de liquide ; d'ailleurs ces personnes font en buvant un bruit spécial très facile à remarquer. L'aérophagie de la boisson est donc un phénomène normal, elle ne devient pathologique que lorsqu'elle est très accentuée, ou qu'elle provoque par elle-même des accidents qui sont : le vomissement chez le nourrisson et la sensation de tension gastrique exagérée chez l'adulte.

Dobrovici a voulu tirer au clair cette hypothèse et voici la relation qu'il donne de l'expérimentation qu'il a entreprise : « Nous nous sommes demandé si l'aérophagie ne consiste pas en un trouble de la déglutition, qui fait que ces malades avalent une certaine quantité d'air en mangeant ou en buvant, et si cette quantité est plus grande que chez les sujets normaux. Nous avons pour cela procédé de la façon suivante : Après avoir pris la tension intra-gastrique à jeun, nous avons fait ingérer à des aérophages 150 grammes de lait que le malade avalait par petites gorgées et en employant 5 minutes pour avaler tout le lait. Nous avons pris ensuite la tension intra-gastrique que nous avons trouvée plusieurs fois variant entre 10 et 15 centimètres. A la fin de cette ingestion de lait plusieurs malades avaient par la bouche des émissions bruyantes de gaz.

« Au contraire, quand la même quantité de lait était introduite dans l'estomac avec l'aide de la sonde gastrique double, et en employant le même temps pour cette introduction, la tension intra-gastrique s'élevait à peine de 2 à 3 centimètres.

« Cette différence entre les tensions intra-gastriques des deux expériences tient à ce que dans le premier cas le malade a avalé une certaine quantité d'air en buvant, alors que dans le deuxième cas nous prenions toutes les précautions pour que l'introduction de cette même quantité de liquide ne s'accompagne pas d'introduction d'air. »

Cette expérience de Dobrovici tend donc à prouver, ce dont nous nous doutions déjà, que les aérophages ne savent pas boire, et qu'ils distendent leur estomac d'une façon plus considérable que la normale.

Remarquons en passant que l'ingestion d'air avec la salive d'une part, avec les aliments d'autre part, ne constitue pas à elle seule, sauf pour les nourrissons, toute l'aérophagie. Elle n'en est souvent qu'une des causes médiates. Ne faut-il pas, dans certains cas, que la sensibilité du malade à la tension gastrique intervienne pour l'inciter à rendre des gaz, et ceux-ci rendus, à en rendre encore ; car c'est à partir de ce moment que commence véritablement la crise d'aérophagie. Ne faut-il pas dans d'autres circonstances encore accepter comme vraisemblable un spasme du cardia qui gêne l'évacuation gazeuse de l'estomac, provoque à son tour une hypertension gastrique et arrive après ce détour au même résultat que précédemment. Quoi qu'il en soit, la cause première est celle que nous avons décrite ; c'est bien par son mécanisme que la crise est amorcée, puisqu'en la supprimant on supprime l'aérophagie.

Nous allons prouver maintenant l'aérophagie par

déglutition d'air au moyen des signes physiques. La preuve fournie par la constatation des mouvements de déglutition a déjà été donnée au chapitre précédent, nous la rappellerons en deux mots :

Les mouvements de déglutition d'air, qu'on prenait autrefois et que les malades prennent toujours pour un bruit d'éructation, sont visibles au moment de l'occlusion de la bouche ; ils sont visibles encore par l'inspection, au niveau du cou, de la « pomme d'Adam » qui s'élève chaque fois que le malade déglutit ; ils sont arrêtés immédiatement par l'ouverture large de la bouche, car dès lors le malade, ne pouvant plus avaler d'air, cesse d'en rendre et la crise s'arrête. Ces gaz ne prennent donc pas naissance dans l'estomac puisque, avant d'être rendus, il faut qu'ils soient déglutis.

Ajoutons encore qu'au moment de la déglutition une flamme placée devant les narines (la bouche est fermée) ne bouge pas ; ceci est encore une preuve, car en admettant que le premier temps sourd de l'aérophagie soit une éructation et non une déglutition, il y aurait rejet de gaz par les narines, ce qui n'est pas.

Enfin l'auscultation de l'estomac nous permet d'entendre l'irruption dans l'estomac d'une partie de l'air ingéré l'instant d'avant. Toutes ces preuves ont déjà été signalées, nous en ajoutons de nouvelles qui s'appuient sur les caractères des gaz rendus.

Dans la crise d'aérophagie les gaz éructés n'ont

aucune odeur et les malades sont les premiers à le reconnaître. En serait-il ainsi s'il s'agissait de gaz de fermentation ? Une distinction cependant est nécessaire et plusieurs cas peuvent se présenter.

Voici par exemple un aérophage qui éprouve de la rétention gazeuse après les repas ; il est certain que les premiers rots qu'il fera auront une odeur gastrique très nette, car ce seront des éructations véritables d'air atmosphérique ayant séjourné quelque temps dans l'estomac; mais, comme ce malade cherche à provoquer de nouveaux renvois et qu'à partir de ce moment il déglutit incessamment de l'air, les rots suivants, c'est-à-dire ceux du début de la crise auront de moins en moins d'odeur ; et cela se comprend à cause du renouvellement incessant d'air qui viendra se mélanger pour chaque déglutition au contenu gazeux de l'estomac.

Mais voici par contre un autre cas cité par Linossier : il s'agissait d'un aérophage conscient ayant des fermentations gastriques incontestables et qui au cours de ses crises, pouvait d'après l'odeur de ses renvois dire jusqu'où la déglutition avait fait pénétrer l'air, car il savait que les éructations inodores ne pouvaient venir que de l'œsophage, tandis qu'un rot à odeur sulfhydrique était la preuve que le cardia avait été entr'ouvert.

Néanmoins l'absence habituelle de toute odeur est une des preuves les plus faciles à donner de l'origine atmosphérique de l'air rendu pendant les crises.

Cette preuve, on peut encore la tirer du volume anormal des gaz éructés. Songe-t-on à la fermentation capable de fournir le gaz aux 5 à 6.000 rots quotidiens du notaire dont parle Mathieu? Bardet cite également un malade qui lui avait fourni plus de 200 litres de gaz éructé en quelques heures; ces chiffres ne se discutent pas, mais dans la grande majorité des cas les gaz. même non mesurés, sont en quantité tellement considérable que leur origine atmosphérique devient évidente.

Il était naturel aussi de chercher une preuve de cette déglutition de l'air dans l'analyse chimique des éructations. Rien de plus facile en effet, que d'imaginer un appareil qui les recueille dans une cloche renversée sur une cuve à eau. Ces analyses chimiques ont été faites et ont donné des résultats en somme concordants.

« Il est toutefois, dans cette analyse, dit Mathieu, une cause d'erreur qu'il faut connaître. Si l'on fait porter l'analyse sur le gaz recueilli pendant les premières éructations, on peut y trouver une proportion assez forte de gaz provenant de fermentations gastriques, et, plus particulièrement encore, d'acide carbonique. Si l'on jugeait de la composition de la totalité du gaz venu de l'estomac d'après celle de ces premières éructations, on commettrait une erreur relevée avec raison par Linossier dans une première analyse de Bardet. Celui-ci a, du reste, reconnu depuis l'exactitude de cette remarque et ses analyses lui ont démontré qu'il s'agissait bien d'air dégluti de composition, en réalité, fort peu modifiée par l'adjonction de quelques gaz provenant des fermentations alimentaires. »

Voici d'ailleurs les chiffres donnés par quelques-uns:

Bardet (analyse des éructations d'un dyspeptique flatulent) :

| | | |
|---|---|---|
| $CO^2$. . . . . . | 40 à 60 | centimètres cubes |
| O. . . . . . | 20 à 15 | — |
| Az. . . . . . | 20 à 35 | — |

| | | | |
|---|---|---|---|
| Linossier : | Acide carbonique. . . . | 1,5 | p. 100 |
| | Azote. . . . . . . . . | 78,7 | — |
| | Oxygène. . . . . . . . | 19,8 | — |
| | Hydrogène sulfuré. . . | traces. | |
| Soupault : | Oxygène. . . . . . . . | 16,1 | p. 100 |
| | Acide carbonique. . . . | 2,9 | — |
| | Azote. . . . . . . | 81 | — |

Ewald et Ruppstein, cités dans la thèse de Dobrovici, avaient donné autrefois les chiffres suivants :

| $CO^2$ | H | $CH^4$ | $C^2H^4$ | O | Az |
|---|---|---|---|---|---|
| — | — | — | — | — | — |
| 11,40 | 21,51 | 2,71 | | 11,41 | 46,44 |
| 20,57 | 20,57 | 10,75 | 0,2 | 6,52 | 41,32 |

La proportion, en somme considérable d'azote qu'on

remarque dans toutes ces analyses, est une preuve et non des moindres de l'origine atmosphérique de l'aérophagie, car aucune fermentation dans l'estomac normal ne semble pouvoir produire de l'azote libre ; et d'un autre côté l'exhalation gazeuse, si elle existait, ne pourrait en fournir une quantité aussi considérable car on connaît la pauvreté du sang en azote.

Nous pouvons encore prouver la déglutition d'air d'une autre manière ; cette preuve nous est fournie par la radioscopie. Déjà Soupault avait pensé à cette méthode de diagnostic et plusieurs fois il avait pu se rendre compte de la pénétration de l'air dans l'œsophage grâce à « l'éclair lumineux formé par la pénétration brusque de l'air dans l'œsophage ».

Depuis quelques années déjà, grâce à la méthode employée par Leven et Barret (1), ce phénomène est bien plus facile à saisir. Les aérophages se reconnaissent aisément aux dimensions anormales de la partie supérieure de l'estomac dont l'augmentation souvent considérable coïncidant avec la crise est une preuve des plus nettes de la déglutition d'air. Quand on assiste à l'examen d'un aérophage par ce procédé on est frappé de constater combien le diagnostic en est simple. On voit sur l'écran la tache claire représentant la partie gonflée d'air de l'estomac augmenter ses dimen-

(1) Leven et Barret, Forme limite inférieure et mode de remplissage de l'estomac. *Presse médicale*, 31 janvier 1906, et *Société de radiologie médicale*, 13 juillet 1909.

sions par le bas principalement, et refouler de haut en bas le liquide gastrique pendant que l'aérophage déglutit de l'air ; mais un rot survient-il, on voit immédiatement la poche d'air reprendre ses dimensions primitives et le liquide remonter au niveau où il était précédemment ; la preuve ainsi faite ne peut guère être discutée (fig. 6).

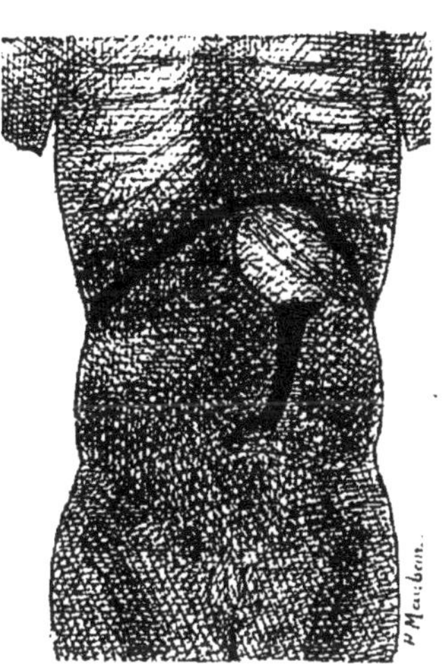

Fig. 6. — *Radioscopie d'un estomac d'aérophage.*

La partie supérieure de l'estomac distendue par les gaz apparait sous forme d'une tache claire qui refoule en haut le diaphragme schématisé par un trait noir.

En résumé : l'inspection du malade, la palpation, l'auscultation, le volume des gaz, leur absence d'odeur, leur composition chimique, la radioscopie, tout vient confirmer cette pathogénie de la déglutition d'air qui est la cause, on peut le dire, la plus fréquente de l'aérophagie. Il nous reste à décrire quelques variantes de cette pathogénie suivant les formes de l'aérophagie que l'on rencontre le plus habituellement; mais nous serons brefs car, sauf pour quelques-unes, nous avons déjà envisagé sous différentes formes, et notamment dans le chapitre « étiologie », le mécanisme par lequel l'air pénètre dans l'œsophage et l'estomac.

**Mécanisme de l'aérophagie.** — Avons-nous besoin d'insister beaucoup sur le mécanisme de l'*aérophagie normale* qui accompagne la déglutition des aliments et de la salive? Elle est inconsciente et involontaire et nous sommes tellement habitués à débarrasser notre estomac du gaz qui l'a ainsi pénétré et qui s'accumule, que c'est sans nous en rendre compte, sans le remarquer, que nous l'expulsons pendant ou après le repas (1).

Dans l'*aérophagie par rétention* au contraire, le rot physiologique dû à la déglutition de la salive ou des boissons ne passe pas inaperçu, car il soulage. Il indique donc, même dans les cas où la sensibilité gastrique est à peine augmentée, qu'il existe déjà un fait anormal : ou bien parce que les gaz déglutis sont retenus par un cardia légèrement contracturé ou par toute autre cause, ou encore parce qu'ils sont amenés en proportion trop considérable par une salivation réflexe. Cette forme ne devient véritablement de l'aérophagie qu'à partir du moment où le malade cherche

(1) DEGUY dit que dans certains cas l'aérophagie peut avoir comme origine des habitudes pour ainsi dire physiologiques peu fréquentes, il est vrai, mais curieuses cependant. Les fumeurs par exemple qui prennent l'habitude d'avaler leur fumée font peu à peu l'éducation des fibres lisses de leur œsophage, aidés du reste par l'action de la nicotine sur la contraction de ces fibres, et qu'ultérieurement ces sujets garderont l'habitude de déglutir même sans fumer (*Journal des Praticiens*, 22 et 29 juin 1901).

à se soulager, car à ce moment il déglutit de l'air au lieu d'en rendre.

*Chez les dyspeptiques.* — C'est par un mécanisme semblable qu'opèrent les dyspeptiques vrais, les hyperchlorhydriques ou les porteurs d'ulcus gastrique; mais chez eux la sensation pénible de l'estomac peut être due tantôt à une sialophagie réflexe qui augmente la pression gazeuse intra-gastrique, tantôt encore à la douleur provoquée par la lésion gastrique ou la dyspepsie, sans que la salive joue un rôle dans la provocation de la crise. Ces malades déglutissent de l'air en quantité, mais comme leur aérophagie est inconsciente et volontaire ils peuvent la faire cesser quand on leur fait comprendre par quel mécanisme ils ont des renvois.

*Chez les neurasthéniques et les hystériques.* — Chez les grands nerveux dyspeptiques, chez les neurasthéniques et les hystériques s'adjoint le plus souvent un spasme dû à l'habitude qu'ils ont de déglutir ; l'aérophagie devient chez eux une sorte de manie, un tic nerveux ; d'ailleurs quelques-uns ne sont en somme dyspeptiques que parce qu'ils sont aérophages.

Le même mécanisme par déglutition s'applique à ces malades, mais l'élément nerveux à cause de sa prédominance fait que l'aérophagie qui chez eux était d'abord volontaire et inconsciente au début de l'affection, perd ses caractères pour devenir spasmodique et involontaire, car, même prévenus et avertis de ce qu'ils font, ils ne peuvent plus s'arrêter de déglutir quand la crise est amorcée. Chez quelques hystériques enfin la crise est provoquée par la moindre cause, même non gastrique ; parmi celles-ci nous rappellerons : les crises à déclanchement de Mathieu et Follet, les points éructogènes, etc.

*Chez les mérycoles.* — Bien que la pathogénie soit différente chez les mérycoles, puisqu'ils aspirent de l'air à glotte fermée, le mécanisme est cependant à peu près semblable. Dans toutes les observations de ce genre on retrouve au début, dans les instants qui précèdent la crise, la même sensation de malaise gastrique et de pesanteur. Ces malades diffèrent dans la façon dont ils font pénétrer de l'air dans leur œsophage, mais le résultat obtenu est à peu près le même. La crise revêt les mêmes caractéristiques, elle peut être également volontaire et inconsciente ou spasmodique et inconsciente.

*Dans la dilatation aiguë de l'estomac.* — Dans cette forme dont nous avons déjà dit quelques mots, le mécanisme provocateur est un peu plus complexe et mérite que nous nous y arrêtions un instant.

Tout d'abord l'aérophagie habituelle est une circonstance sinon nécessaire au moins favorable ; Tissier ajoute aussi : « Il s'agit d'aérophages à estomac complaisant, c'est-à-dire supportant plus ou moins facilement la distension, car en fait d'aérophagie il est extrêmement important de différencier de ces estomacs extensibles, les estomacs de petit volume qui ne peuvent tolérer sans réagir l'introduction d'une quantité relativement modérée d'air. »

Chez eux la mise en train du symptôme se fait à cause de la sialo-aérophagie due au chloroforme et souvent au traumatisme causé par la pince à langue ; enfin la position en décubitus dorsal qu'on leur fait prendre après l'opération est pour eux la cause d'un obstacle insurmontable à l'éructation qui les débarrasserait. « Lorsque le malade est dans le décubitus dorsal, dit encore Tissier, le liquide s'accumule à la partie postérieure (de l'estomac) et ferme l'orifice du cardia, emprisonnant ainsi l'air dans une poche antérieure » de telle sorte que « lorsqu'on fait passer chez le malade couché la sonde de Faucher ou même le tube de l'œsophagoscope, il s'écoule d'abord une certaine quantité, quelquefois très abondante, de liquide et ensuite de l'air. Il ne sort pas de liquide si le même examen est pratiqué chez le malade assis ».

En somme dans cette forme si spéciale la succession des symptômes amenant la distension aiguë de l'estomac peut se résumer ainsi :

1° Sialophagie excessive par action réflexe du chloroforme sur les glandes salivaires et salivation due également à la plaie de la langue par la pince ;

2° Arrivée progressive d'air dégluti avec la salive dans l'estomac — évacuation gênée par le décubitus dorsal — sensation de tension gastrique qui incite le malade à pratiquer les mouvements de déglutition qui le soulagent habituellement ;

3° Accumulation considérable d'air dans l'estomac qui se dilate à l'extrême, car si l'air peut entrer il lui est par contre impossible de ressortir.

C'est par ce mécanisme que l'estomac arrive à la « dilatation aiguë qui provoque les phénomènes syncopaux et de collapsus cardiaque dont le pronostic est d'une gravité excessive si l'on ne remédie pas immédiatement à cette aérophagie spéciale.

*Chez les sujets atteints de pharyngite chronique.* — Nous avons déjà signalé au chapitre « Étiologie » ces malades qui deviennent aérophages à cause des mouvements de déglutition trop fréquents que leur impose l'état d'irritation de leur naso-pharynx. « Ces individus, dit Deguy (1), ont en même temps que la sensation de sécheresse, une sorte de constriction de la gorge latéro et rétro-laryngée, légèrement angoissante, qui les incommode et qu'ils tâchent de faire disparaître par des mouvements de déglutition. Assez fréquemment ils déglutissent un bol aérique et la preuve est qu'on les voit souvent à la suite se retourner, passer la main devant la bouche et éructer, mais d'une façon latente et sourde, quelques gaz. »

Ce mécanisme a été repris depuis par Dubois de

(1) Deguy, Étude clinique de l'aérophagie. *Journal des Praticiens*, 22 et 29 juin 1901.

Saujon qui l'a développé et en a montré l'importance dans quelques variétés rares de l'aérophagie, lorsque l'étiologie habituelle de cette affection ne peut être établie d'une façon certaine.

---

# CONSÉQUENCES DE L'AÉROPHAGIE

SOMMAIRE

A. *Conséquences de l'aérophagie œsophagienne* : Dilatation de l'œsophage ; hypersécrétion muqueuse de l'œsophage.

B. *Conséquences de l'aérophagie gastrique* :

1° Troubles locaux (augmentation de pression ; dilatation de l'estomac ; exacerbation des dyspepsies ; vomissements chez l'adulte et chez le nourrisson).

2° Troubles généraux (influence sur l'état général, sur l'état mental ; sur le système nerveux ; sur le système circulatoire ; sur le système respiratoire).

Les conséquences de l'aérophagie sont différentes selon que l'air dégluti pénètre plus ou moins loin dans le tube digestif.

Il est certain en effet qu'entre deux malades, dont l'un ne présentera qu'une aérophagie légère et uniquement œsophagienne, et dont l'autre au contraire distendra à outrance son estomac, des différences fondamentales existeront. C'est à cause d'elles que nous allons faire dans ce chapitre deux paragraphes : dans le premier nous passerons en revue les conséquences de l'aérophagie uniquement œsophagienne, dans le second celles de l'aérophagie gastrique.

## § 1. — Conséquences de l'aérophagie œsophagienne.

Dans l'aérophagie des dyspeptiques nerveux, il arrive souvent que la déglutition de l'air ne le fait pas pénétrer plus loin que le cardia qui n'est pas franchi. Quelquefois même, c'est à peine si la gorgée d'air a le temps de s'engager jusqu'au tiers supérieur de l'œsophage avant d'être rejetée par éructation. C'est dans ces formes qu'on observe comme symptômes, et nous en avons déjà parlé, l'alternance immédiate de la déglutition et de l'éructation consécutive, sauf dans les cas, bien entendu, où il existe à l'état permanent une dilatation ampullaire de l'œsophage.

L'air ainsi dégluti est-il indifférent, ou peut-il au contraire provoquer des troubles dans le fonctionnement normal de cette portion du tube digestif? C'est ce que nous allons essayer de résumer.

*Dilatation de l'œsophage.* — Il est hors de doute que chez bon nombre d'aérophages le tic de la déglutition semble n'avoir aucune conséquence fâcheuse. Le malade se croit dyspeptique à cause de son aérophagie et, ce qui prouve à quel point elle est bien tolérée, c'est qu'il revient immédiatement à la santé aussitôt qu'il est averti, aussitôt qu'il se rend compte de sa fausse interprétation et qu'il cesse par conséquent de déglutir de l'air.

Cependant il arrive quelquefois que la déglutition provoque non seulement une dilatation momentanée de ce conduit à l'instant précis de la déglutition, mais encore une dilatation plus ou moins permanente de l'œsophage à cause d'un spasme du cardia. Nous disons à dessein « plus ou moins permanente », car elle ne se manifeste guère qu'au moment des crises d'aérophagie, pour disparaître complètement après la fin de celles-ci.

La poche œsophagienne ainsi formée n'est que bien rarement volumineuse ; on peut la soupçonner parce que les malades peuvent y accumuler une notable quantité d'air et de salive dont ils se débarrassent dans une sorte de vomissement aqueux s'accompagnant d'éructations intenses à son prolongé.

D'ailleurs le diagnostic de cette complication de l'aérophagie est assez facile à faire, d'abord par l'auscultation du cardia au moment où les malades se remplissent d'air (auscultation forcément négative), puis par la radioscopie qui révèle un volumineux espace clair au-dessus de la poche à air gastrique.

*Hypersécrétion du pharynx et de l'œsophage.* — Dans d'autres circonstances la dilatation de l'œsophage revêt d'autres allures et s'accompagne de troubles de sécrétion des glandes muqueuses de ce conduit. Quelques mots d'explication sont nécessaires pour décrire cette forme un peu spéciale.

Pendant l'acte qui prépare la déglutition, la quantité d'air, qui va être avalée, est collectée derrière la base de la langue avec de la salive. Elle a un volume assez considérable et subit, au moment où elle va s'engager dans l'œsophage, une compression évidente produite par la musculature du pharynx. Par l'effet de cette compression son volume se réduit, et c'est ainsi comprimée et réduite que cette gorgée d'air s'engage dans l'œsophage. Mais à partir de ce moment la compression cesse et la gorgée d'air tend à reprendre son volume primitif plus grand. Il se produit donc une sorte de dilatation des parois de l'œsophage qui se dilatent quelquefois à l'extrême pour laisser passer ce bol gazeux trop volumineux.

D'ailleurs cette dilatation toute accidentelle se révèle par une sensation de distension qu'éprouve le malade, et que chacun de nous peut éprouver également en déglutissant une gorgée d'air volontairement ou accidentellement, en buvant par exemple. La sensation éprouvée est celle d'un corps étranger volumineux qui descendrait lentement le long de l'œsophage et dont le trajet pénible aurait une durée de 5 à 7 secondes en moyenne.

Or pendant une crise d'aérophagie œsophagienne

les déglutitions peuvent être excessivement nombreuses ; nous en avons compté chez un malade de 12 à 15 à la minute. Si donc nous calculons que les crises durent en moyenne de 10 à 20 minutes, et qu'elles peuvent dans quelques cas, il est vrai exceptionnels, se prolonger une heure, deux heures ou même davantage, on comprendra l'état d'irritation auquel peut arriver la muqueuse du pharynx et de l'œsophage qui participent tous deux à cette dilatation, peu importante c'est certain, mais pour ainsi dire continue.

Nous pensons que la muqueuse réagit à cette irritation en sécrétant un liquide dont nous allons voir les caractéristiques.

C'est en collaboration avec Launois que nous avons, pour la première fois en 1907, signalé cette forme anormale de l'aérophagie (1). Il s'agissait d'une malade d'une quarantaine d'années dont le passé nerveux et pathologique était très chargé. Aérophage d'une façon indiscutable, mais sans s'en douter, elle se figurait rendre deux fois par jour une énorme quantité d'air qu'elle pensait avoir avalé au cours du repas précédent. Nous ne rappellerons pas ici tous les symptômes qui nous ont permis de faire le diagnostic d'aérophagie, ces symptômes étaient au complet ; mais cette ma-

(1) Launois et Mauban, Aérophagie tardive avec vomissements pituiteux œsophagiens. *Archives des maladies de l'app. digestif*, juin 1907, p. 363.

lade présentait ceci de particulier, qu'au cours de sa crise d'aérophagie elle rendait à chaque éructation une gorgée d'un liquide clair, insipide, inodore, épais et filant dont le volume (la crise durait une heure environ) pouvait atteindre deux ou trois cents grammes.

Cherchant l'origine de ce liquide, ne pouvant l'attribuer ni à un vomissement gastrique, ni à une sécrétion de salive intempestive, nous avions cru pouvoir l'interpréter comme une sécrétion réactionnelle de l'œsophage et du pharynx soumis pendant une heure chaque jour à la dilatation produite par la déglutition aérophagique.

Nous avons donc pensé qu'il fallait peut-être chercher ailleurs que dans la bouche ou dans l'estomac l'origine du liquide rejeté, et nous nous sommes demandé s'il ne proviendrait pas du pharynx ou de l'œsophage. Il est certain que pendant une crise d'aérophagie, le pharynx et l'œsophage subissent au cours de chaque déglutition d'air une certaine dilatation. Celle-ci doit vraisemblablement entraîner une irritation des parois distendues qui se manifeste par une hypersécrétion des glandes à mucus de ces conduits. Si l'on considère en outre qu'au cours de l'aérophagie et pendant la crise, aucun bol alimentaire, aucune gorgée de liquide ne vient balayer le pharynx et l'œsophage et entraîner dans l'estomac ces produits de sécrétion, et qu'au contraire sous l'influence des déglutitions répétées d'air, et surtout des éructations successives, le péristaltisme de l'œsophage peut dans certaines limites être aboli et même remplacé par de l'antipéristaltisme, on comprendra comment à la rigueur, et même en ne tenant pas compte de la régurgitation gazeuse, ce liquide peut être ramené jusque dans la bouche et expulsé au dehors. Enfin il est non moins probable qu'au moment même de l'éructation, la masse d'air chassée de dedans en dehors doit, à cause de sa vitesse de progression, avoir une influence sur les mucosités qui humectent l'œsophage et tendre à les collecter dans le pharynx.

Cette hypothèse est celle qui nous a paru la plus rationnelle, parce qu'elle semble expliquer ce qui dans l'observation de ces faits peut tout d'abord paraître anormal. Elle explique pourquoi la sécrétion visqueuse ne commence que quelques minutes après les premières déglutitions d'air et comment elle cesse dès que celles-ci s'espacent. Elle montre la relation de cause à effet entre l'irritation des voies digestives supérieures et leurs sécrétions défensives. Enfin elle explique la consistance anormale de ce liquide, qui n'est pas uniquement de la salive puisque la réaction des sulfocyanures y était très faible, et comment il nous apparaît incolore, inodore, sans mauvais goût, de réaction neutre et sans peptones ni acide lactique, ce qui montre qu'il ne vient pas de l'estomac.

Depuis, l'un de nous (1) s'est aperçu que cette forme,

(1) MAUBAN, Sur quelques formes rares de l'aérophagie. *Soc. de thérapeutique*, 9 mars 1910.

qui nous avait apparu extrêmement rare, est en somme plus fréquente que nous ne pensions. Nous avons pu la dépister en effet chez sept malades en trois ans, avec des symptômes absolument superposables à ceux que nous avions relatés tout d'abord.

Chez tous ces malades le liquide rejeté présentait à peu de chose près les mêmes caractères : même consistance, même couleur, aucune odeur, même réactions chimiques négatives, de sorte que, malgré la possibilité d'un vomissement œsophagien (ce qui n'a rien d'extraordinaire par exemple dans cette forme d'aérophagie avec dilatation de l'œsophage dont nous donnions les caractéristiques quelques lignes plus haut) nous croyons cependant à la vraisemblance d'une hypersécrétion muqueuse pharyngo-œsophagienne.

On pourrait en effet la confondre avec le vomissement pituiteux œsophagien survenant chez un aérophage, décrit récemment par Mathieu et J.-Ch. Roux (1). Cependant la distinction peut se faire parce que chez les malades dont nous parlons, les éructations précèdent toujours de quelques instants le vomissement de liquide ; parce que ce liquide n'est pas rejeté en une seule fois, comme dans le vomissement pituiteux œsophagien, mais par gorgées successives à chaque éructation nouvelle ; enfin parce que nous n'avons

(1) Mathieu et J.-Ch. Roux, Vomissements pituiteux œsophagiens. *Pathologie gastro-intestinale*, 1909, p. 38.

jamais pu établir une identification convenable entre ce liquide que nous avons pu recueillir et une salive normale qui aurait été déglutie et retenue au-dessus du cardia par un spasme, comme il est patent que la chose se passe chez les malades dont Mathieu et J.-Ch. Roux ont donné le très exact signalement.

C'est pourquoi pour éviter la confusion nous proposons la dénomination d'aérophagie avec hypersécrétion muqueuse œsophagienne au lieu du terme d'aérophagie tardive avec vomissements pituiteux œsophagiens, qu'avec Launois nous avions proposé tout d'abord.

## § 2. — Conséquences de l'aérophagie gastrique.

Ces conséquences sont de deux ordres : L'air en pénétrant dans l'estomac et en le dilatant produit d'abord des *troubles locaux* parmi lesquels nous citerons : l'augmentation de pression, la dilatation de l'estomac, l'exacerbation des dyspepsies, les vomissements partiels, les troubles intestinaux ; mais il produit aussi des *troubles généraux* au nombre desquels nous envisagerons : l'influence sur l'état général, l'état mental, et le fonctionnement des systèmes respiratoire, circulatoire et nerveux.

1° **Troubles locaux.** — L'*augmentation de pression* intra-gastrique qui résulte de l'aérophagie peut même, sans qu'intervienne une dilatation de l'estomac, avoir une influence pathologique.

Nous savons par les expériences de Dobrovici que la tension normale intra-gastrique est à jeun de 4 à 5 centimètres d'eau, qu'elle peut atteindre 10 à 12 centimètres après les repas, pour s'élever momentanément à 20 centimètres cubes pendant les contractions de l'estomac. Or chez l'aérophage elle est d'emblée plus considérable. et elle peut atteindre même 25 centimètres chez ceux dont la sensibilité gastrique à la tension est diminuée. De toutes façons cependant, cette augmentation de pression retentit sur le système nerveux, soit par une exacerbation de la douleur, soit en provoquant une sécrétion salivaire réflexe qui peut provoquer la sialophagie d'abord, l'aérophagie véritable ensuite sous forme de crises.

*La dilatation de l'estomac* est une complication fréquente de l'aérophagie. Elle est constatée d'autant plus facilement que l'estomac gonflé d'air révèle admirablement ainsi ses contours à la percussion. On peut encore la mettre en évidence par la radioscopie avec le procédé de Béclère ou celui de Leven et Barret. On constate ainsi que l'estomac se dilate surtout dans son segment supérieur et que le niveau du liquide, quand il en existe, est excessivement bas (nous l'avons vu souvent presque au niveau du pubis).

Pour arriver à une semblable distension, deux facteurs sont nécessaires : il faut d'abord une hypotonicité des tuniques gastriques ou un estomac complaisant, mais il faut surtout un obstacle à l'évacuation de l'air dégluti. C'est pourquoi chez certains aérophages, qui ordinairement ne supportent pas l'hypertension gazeuse, on peut observer quelquefois des crises très douloureuses d'aérophagie. Atteints d'un spasme momentané du cardia qui les fait souffrir, ils croient se débarrasser en déglutissant de l'air (manœuvre inconsciente qui les soulage habituellement), mais plus ils déglutissent, plus leurs souffrances deviennent intolérables. Ce sont ces formes qui aboutissent à l'angoisse, aux syncopes, et qui peuvent revêtir chez les opérés une gravité exceptionnelle.

La distension de l'estomac par aérophagie peut encore avoir des conséquences redoutables chez les porteurs d'ulcus. Que celui-ci soit en évolution ou à l'état de cicatrice plus ou moins solide, la dilatation, si elle porte sur la région ulcéreuse, peut amener la déchirure de la muqueuse ou de la cicatrice et intéresser une artériole. On peut s'expliquer ainsi les cas d'hématémèse survenant chez d'anciens ulcéreux gastriques paraissant guéris. C'est donc une complication qu'il faut craindre d'autant plus chez les aérophages qu'ils sont presque tous des hyperchlorhydriques et que certains ne sont pas sans présenter des symptômes de l'ulcus. On peut aussi redouter une semblable complication pour quelques néoplasiques, car l'aérophagie n'est pas rare chez eux.

*L'exacerbation des dyspepsies* est la plus fréquente des conséquences que nous puissions signaler ; et comment en serait-il autrement quand nous voyons que la plupart des dyspeptiques ne le sont que parce qu'ils déglutissent inconsciemment de l'air. D'ailleurs les malades non prévenus, ou pour lesquels le diagnostic n'a pas été élucidé, tournent dans un cercle vicieux dont il leur est matériellement impossible de sortir seuls.

C'est bien à cause de leur dyspepsie qu'ils sont devenus aérophages, car c'est à cause d'une hyperesthésie douloureuse à la pression, ou d'une sécrétion hyperacide qu'ils sont arrivés à la notion, qui les obsède, d'une maladie venteuse par laquelle seule ils souffrent. En cherchant à se débarrasser par éructation des gaz qui les gonflent ils déglutissent de l'air et augmentent les symptômes réactionnels de leur estomac, qui réagira à son tour plus énergiquement encore, et ainsi de suite.

Nous ne pouvons pas envisager tous les cas différents qui peuvent se présenter, mais qu'il nous suffise de dire que toutes les dyspepsies s'aggravent du fait de l'aérophagie, et qu'au contraire en prévenant les malades de leur erreur, en obtenant d'eux qu'ils fassent cesser les déglutitions gazeuses, on arrive d'abord à améliorer les dyspeptiques, puis, en modifiant ensuite ce qui dans leur chimisme gastrique peut être défectueux, à les mettre définitivement à l'abri d'un retour possible de l'aérophagie.

*Les vomissements* que présentent les aérophages sont fréquemment la cause d'un mauvais diagnostic. Nombre d'aérophages en effet, quand on les interroge, attirent l'attention du médecin sur ces vomissements auxquels ils donnent une importance hors de propos, et passent sous silence les symptômes précurseurs du vomissement qui pourraient par leur anomalie attirer l'attention et permettre de dépister l'aérophagie.

Il peut arriver en effet, qu'au cours de la crise, des matières alimentaires soient ramenées jusque dans la bouche et crachées, mais ce n'est pas là un vomissement, à proprement parler ; dans d'autres cas, d'aérophagie plus sérieuse le vomissement peut alors apparaître, mais il est rare qu'il se produise d'emblée au début de la crise ; il se montre alors que celle-ci est déjà commencée ; de plus, quand il se produit, il est toujours fractionné en plusieurs petits vomissements qui se suivent et qui s'accompagnent d'éructations. Enfin il est rare de noter le vomissement total en une seule fois des aliments ingérés.

Le vomissement des aérophages nous semble relever le plus souvent d'une cause mécanique indépendante de la musculature de l'estomac : dans quelques cas il semble qu'on puisse l'attribuer à une sorte de mérycisme se manifestant au moment de l'effort qui chasse au dehors l'éructation ; dans d'autres, il paraît être sous la dépendance de la pression gazeuse qui refoule dans l'œsophage une partie du contenu liquide de l'estomac. Ceci a besoin de quelques mots d'explication.

Étant donnée la situation du cardia, à la partie supérieure et postérieure de l'estomac, en position presque immuable, on s'imagine facilement qu'au cours de la crise d'aérophagie l'extrémité supérieure de l'estomac gonflée d'air puisse tendre à s'élever légèrement, et à dépasser même le plan horizontal du cardia, de telle sorte qu'après les repas au moment de la réplétion de l'estomac par les aliments, le cardia soit très voisin du niveau formé par le contenu stomacal et qu'il lui soit même inférieur si le malade est couché, ou même demi-étendu dans un fauteuil.

Si la crise d'aérophagie survient à ce moment, elle ne fera qu'exagérer la situation inférieure du cardia par rapport à l'estomac qui tendra de plus en plus à s'élever en avant et en haut, de telle sorte qu'il arrivera un moment où le cardia, baignant dans le contenu liquide gastrique, ne pourra s'entr'ouvrir pour laisser passer l'air en surpression sans permettre également l'issue d'une partie des aliments ingérés. Ceci peut être prouvé par le passage de la sonde ou de l'œsophagoscope, comme l'a si bien montré Tissier, car ce n'est pas de l'air qui s'échappe d'abord, ce sont des aliments ; l'air dégluti ne s'échappe que secondairement. (Voir fig. 4, page 57).

Voici, à titre d'exemple d'aérophagie avec vomissements, deux cas cités par Bouveret :

Une femme de 50 ans, après une chute, est prise d'accidents qui relèvent de l'hystéro-neurasthénie traumatique. Elle vomit souvent après le repas. Elle a beaucoup maigri. Les traitements employés ne réussissaient guère. Au bout d'un assez long temps, Bouveret remarqua que les éructations et les vomissements étaient précédés par des mouvements spasmodiques de déglutition et par une distension gazeuse considérable de l'estomac. Il s'agissait d'aérophagie. Bouveret revit la malade deux ans plus tard ; la guérison n'était pas complète, la malade, qui avait pu reprendre ses occupations, vomissait encore de temps en temps.

Un jeune homme de 24 ans, un peu nerveux, sans être ni hystérique ni neurasthénique, maigrissait beaucoup. Il vomissait souvent. Comme il toussait un peu, on le croyait tuberculeux. Auscultation négative ; pas de signe d'une affection sérieuse de l'estomac. Pas de douleur pendant la digestion ; léger degré d'hyperchlorhydrie. Divers traitements avaient été essayés sans succès. Ayant examiné le malade peu de temps après le repas, Bouveret fut frappé par la distension anormale de l'épigastre ; la distension paraissait même s'accroître pendant l'examen. Le pharynx exécutait de fréquents mouvements de déglutition, presque silencieux. On traita alors l'aérophagie ; les vomissements cessèrent et la perte de poids

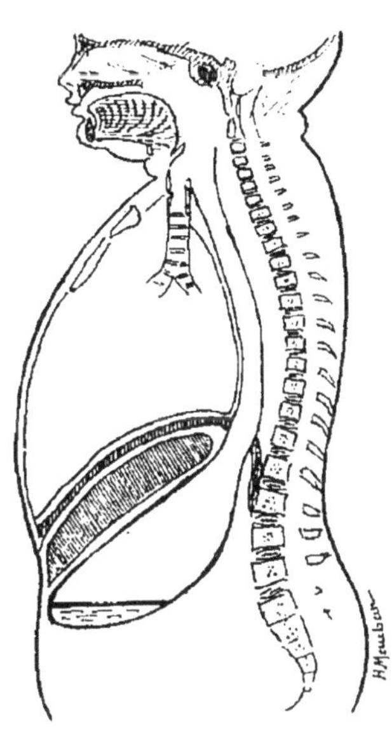


FIG. 7. — *Estomac de nourrisson normal.*

La réplétion se fait par le fond de l'organe dont les dimensions sont toujours très grandes, même au début d'une tétée.

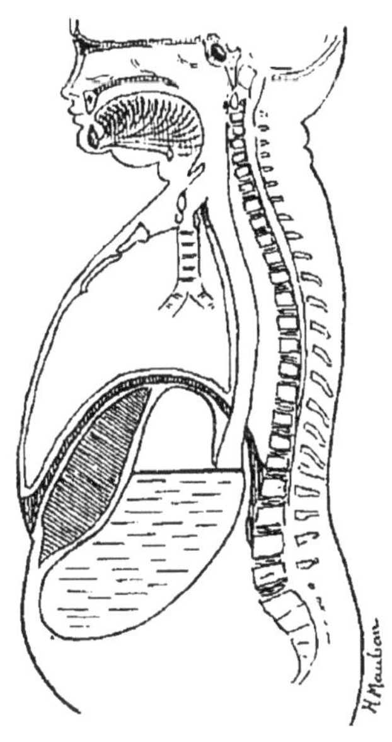


FIG. 8. — *Estomac de nourrisson aérophage à la fin d'une tétée.*

Le niveau du liquide effleure le cardia. La moindre éructation provoquera le rejet d'une partie du lait absorbé.

fut réparée. Cet homme, revu plusieurs fois, a complètement guéri.

Nous signalerons encore ici pour être complets ces aérophagies qui s'accompagnent de « vomissements d'eau » ; soit que les malades à l'occasion d'un spasme léger du cardia dilatent modérément leur œsophage et y accumulent du liquide salivaire sécrété en excès (vomissement pituiteux œsophagien de Mathieu et J.-Ch. Roux), soit encore qu'ils vomissent à chaque éructation ce liquide réactionnel d'origine pharyngo-œsophagienne que nous signalions un peu plus haut (Launois et Mauban).

Enfin il ne faut pas oublier que, chez le nourrisson qui tette ou qui boit, l'aérophagie excessive, comme la nomme Leven (1), peut amener des vomissements tenaces, et pour ainsi dire impossibles à guérir quand on ne connaît pas leur nature. Elle peut coexister ou non avec un spasme du cardia (fig. 7 et 8).

Lorsqu'il y a spasme du cardia, l'air dégluti d'une façon presque normale en buvant, ne ressort plus de l'estomac sans entraîner tout ou partie du lait ingéré. Des tétées rapprochées et peu abondantes mettent fin aux vomissements.

Lorsqu'il y a aérophagie sans spasme du cardia, ce sont au contraire les tétées abondantes et espacées qui diminueront la masse de l'air dégluti et guériront le vomissement, car l'air quitte l'estomac à mesure que le lait y pénètre.

Le *tympanisme intestinal* peut suivre l'aérophagie gastrique, mais on ne le rencontre que dans les

(1) Lesage, Leven et Barret, *Société de biologie*, 21 novembre 1908.

formes intenses de cette affection, et tout particulièrement chez les hystériques où elle atteint une fréquence remarquable. Elle coïncide avec le tympanisme gastrique et elle montre la nature aérophagique de cette affection, même dans les cas où l'éructation ne se manifeste pour ainsi dire jamais. L'air dégluti, obligé de chercher une issue, s'évacue ainsi en suivant la filière intestinale. Naturellement, cette distension intestinale, qui peut être extrême, n'est pas sans provoquer des troubles irritatifs d'entérite particulièrement pénibles, voire même de l'entérite muco-membraneuse.

2° **Troubles généraux**. — *Influence sur l'état général.* — L'état général se ressent toujours plus ou moins des conséquences locales de l'aérophagie. Si les aérophages ne sont souvent au début de leur affection que des dyspeptiques occasionnels, et du fait seul de leur aérophagie, ils tendent invariablement par la suite à le devenir d'une façon constante si l'on ne met un terme à leur mauvaise habitude. Or tout dyspeptique est par cela même un être fragile, que sa nutrition défectueuse laisse sans défense contre les infections de toute nature, dont les germes n'auraient aucune prise sur un sujet physiologiquement normal.

Il va sans dire que les troubles généraux provoqués par l'aérophagie seront toutefois d'autant plus intenses que cette affection surviendra chez un dyspeptique véritable, ou chez un malade atteint d'une gastropathie plus grave caractérisée par des lésions de gastrite hyperchlorhydrique ou hypersthénique, de sténose légère ou de spasme du pylore, de même que pendant ou après l'évolution d'un ulcus.

Alors se constituera un de ces cercles vicieux dont parle Mathieu, qui retentira d'une façon considérable sur l'état général. La dyspepsie semblant augmenter, le malade changera de régime, réduira encore son alimentation, il s'amaigrira considérablement et perdra ses forces ; des troubles d'origine réflexe surviendront alors qui augmenteront sa sensibilité et l'inciteront davantage à pratiquer l'aérophagie qui ne lui apportera qu'un soulagement de moins en moins grand. Ce sont ces malades qui, non conseillés arrivent à un état de cachexie extrême, dont il devient à la longue de plus en plus difficile de les faire sortir si l'on ne sait dépister l'aérophagie (1).

*Influence sur l'état mental.* — Comme il est bien rare que les aérophages ne soient pas aussi des nerveux, des neurasthéniques ou des hystériques, il devient facile de prévoir que l'aérophagie aura chez eux une action renforçante sur leur état mental. La maladie venteuse, la dyspepsie flatulente grave dont ils se croient atteints revêt bientôt pour eux les allures

(1) MATHIEU et J.-Ch. ROUX. Cercles vicieux dans la pathologie gastro-intestinale. *Pathologie gastro-intestinale*, t. I, 1909, p. 144.

d'une véritable obsession. Ils se recueillent dans des réflexions plus ou moins absurdes sur l'origine et la nature d'un mal dont ils redoutent les atteintes, et dont ils attendent le retour des crises avec une véritable angoisse, qui est justement de nature à en provoquer la réapparition. Ils ont en un mot une véritable phobie de l'éructation. « Ils tendent à devenir de plus en plus neurasthéniques. Comme les malaises et les crises d'aérophagie surviennent de préférence à l'occasion des repas, ils redoutent de manger, ils restreignent de plus en plus leur ration alimentaire. Celle-ci devenant insuffisante ils s'affaiblissent, s'amaigrissent, deviennent plus irritables, plus inquiets et plus nerveux encore. Ils peuvent ainsi tomber dans un état d'épuisement, de fatigue, de dyspepsie et de nervosisme qui devient véritablement grave. Leur situation est misérable, ils désespèrent de l'avenir et autour d'eux on partage leurs appréhensions » (Mathieu).

*Influence sur le système nerveux.* — Celle-ci est incontestable et découle naturellement de tous les troubles locaux déjà signalés. Les troubles nerveux apparaissent déjà dans les formes frustes de l'aérophagie, à plus forte raison doit-on les rencontrer au grand complet dans les formes intenses. Ce sont pour la plupart des troubles réflexes mis en jeu par l'état pathologique de l'estomac.

L'hyperesthésie de la muqueuse gastrique en est une forme avec ses variantes : hyperesthésie à l'acidité, hyperesthésie à la tension, ou au contraire anesthésie pour ainsi dire complète qui favorise la production de ces distensions extravagantes de l'estomac et de l'intestin.

D'une même nature sont encore les réflexes sécrétoires : 1° de l'estomac lui-même sous l'influence de la distension ; 2° des glandes salivaires par hyperacidité ou hypertension gastrique, 3° des glandes à mucus du pharynx et de l'œsophage sous l'influence de la dilatation fréquente imposée à ces conduits.

Quant aux contractions localisées, aux spasmes de l'œsophage, du cardia, ou même du pylore qui viennent aggraver encore l'aérophagie qu'ils ont eux-mêmes favorisée, ils ne peuvent que s'exagérer par le fait de la déglutition d'air.

Nous rangerons aussi dans cette catégorie les vertiges, les lypothimies qu'on a souvent signalés, et qui paraissent devoir être attribués comme complications à l'aérophagie. Mathieu enfin a vu à plusieurs reprises les crises aérophagiques liées à des crises migrainoïdes, et il a eu l'impression que, dans certains cas, il y avait des crises d'aérophagie au moment des crises de migraine vraie et d'autres fois des crises migrainoïdes à propos de l'aérophagie.

*Influence sur le système circulatoire.* — Chez quelques aérophages la crise prend un caractère spécial de gravité apparente à cause des symptômes cardiaques qui y prédominent. Palpitations chez les uns, palpitations et angoisse chez les autres, signes d'angor pectoris, de collapsus cardiaque et d'asystolie chez d'autres encore, tels sont les symptômes graduels qu'on peut observer. Ils sont certainement dus à l'influence de l'aérophagie sur le système circulatoire, car il suffit d'arrêter la déglutition de l'air pour les faire disparaître.

Dans une communication récente à la *Société de Thérapeutique* Leven et Thooris (1) ont relaté à ce sujet un fait typique. Nous leur laissons la parole : « Le soldat dont il s'agit était indisponible depuis plusieurs mois et sur le point d'être proposé pour la réforme, tant les palpitations cardiaques provoquées par le moindre effort étaient vives et réfractaires à toute thérapeutique.

« Ce soldat avait chaque nuit une crise d'étouffements violents, qu'il calmait avec de la digitaline employée par lui depuis de longs mois sur les conseils du médecin de sa famille.

« La sialophagie, les crises nocturnes, le tympanisme gastrique, nous avaient amenés à conclure à l'existence de l'aérophagie et l'examen radioscopique confirma cette opinion.

« Après treize jours de traitement... ce soldat reprit tout son service. Il est actuellement un des plus vigoureux soldats de la compagnie. »

(1) Leven et Thooris, Les palpitants aérophages dans l'armée. *Société de thérapeutique*, 23 février 1910.

Souvent, comme nous le disions en commençant, ce sont des signes d'angor que le malade accuse ; témoin ce malade de Bouveret qui « au moment des crises survenant au moindre effort sent une douleur assez vive dans la région précordiale avec irradiations dans le bras gauche » ; témoin cet autre encore une femme « qui était réveillée au début de son sommei par une suffocation et une très vive angoisse... Il lui semblait qu'elle allait mourir. Au moment de l'accès le visage est pâle, les extrémités sont refroidies et les battements du cœur accélérés ».

Enfin nous pourrions citer ici comme exemple tous les malades aérophages dont Leven nous entretenait en juin 1909 à la Société de Thérapeutique et qui presque tous présentaient des symptômes cardiaques avec dyspnée, angoisse, douleur précordiale, tachycardie extrême et pouls filiforme. Quant au collapsus cardiaque, c'est Tissier qui nous le montre dans ces cas d'aérophagie massive à pronostic extrêmement grave survenant chez les opérés : pouls à 130, petit, dépressible, difficilement comptable, extrémités froides, température à 37°, tels sont les symptômes qui peuvent, si l'on n'y obvie immédiatement, amener rapidement l'aérophage vers une issue fatale.

*Influence sur le système respiratoire.* — Cette influence est manifeste. Est-elle sous la dépendance d'un trouble réflexe par voie pneumogastrique, ou est-elle due à une compression mécanique du contenu thoracique provoquée par la distension souvent énorme de l'estomac et de l'intestin ? nous ne saurions affirmer l'une ou l'autre de ces hypothèses qui peuvent être également défendues.

C'est sous leur dépendance que surviennent ces dyspnées angoissantes dans les formes dramatiques de l'aérophagie ; dyspnées souvent mises sur le compte de l'asystolie, de l'urémie, ou plus simplement de l'asthme ou de l'emphysème. Comme la forme cardiaque, elles sont d'autant plus angoissantes qu'elles surviennent souvent dans la première moitié de la nuit.

Leur nature aérophagienne ne peut être mise en doute quand on constate qu'elles disparaissent quelquefois comme par enchantement par l'effet du traitement propre à l'aérophagie, alors qu'elles s'étaient montrées jusque-là désespérément rebelles à toute médication symptomatique.

---

# FORMES CLINIQUES

## SOMMAIRE

(Voir le tableau à la fin du chapitre [p. 131]).

Ce que nous venons de dire de l'aérophagie va nous permettre de passer en revue les formes cliniques et de leur assigner une place dans une classification d'ensemble facile à dresser maintenant.

Nous diviserons l'aérophagie en trois formes principales :

A. d'après le mécanisme provocateur ;
B. d'après la profondeur où l'air a pénétré ;
C. d'après les conséquences.

## § 1. — Formes d'après le mécanisme provocateur.

Nous établirons dans cette forme tout d'abord deux

groupes principaux, à cause des deux mécanismes par lesquels se fait l'aérophagie : aérophagie par déglutition la plus fréquente, et aérophagie par aspiration à glotte fermée que nous verrons ensuite.

1° **Aérophagie par déglutition.** — C'est de beaucoup la plus habituelle de toutes les formes que nous allons étudier ; elle peut se manifester de deux façons : car tantôt elle se produit sans bruit, disons-la « silencieuse » ; tantôt au contraire elle éclate avec un bruit caractéristique, disons-la « bruyante ».

*a*) *Aérophagie silencieuse.* — L'aérophagie silencieuse se montre le plus souvent à l'occasion de la déglutition des aliments, et principalement des aliments liquides, de la salive normale ou pathologiquement augmentée, enfin des mucosités qui peuvent encombrer le rhino-pharynx ou le pharynx.

Elle peut exister à l'état *physiologique* d'une façon normale pendant la déglutition des liquides ; elle ne devient pathologique qu'à cause de l'état de l'estomac qui ne supporte pas la pression de l'air ainsi ingéré et cherche à s'en débarrasser, ou quand elle s'exagère sous l'influence d'un trouble réflexe salivaire.

Elle devient alors une aérophagie légère *par rétention* sous la dépendance d'une occlusion plus ou moins complète du cardia dû à un réflexe ou à un spasme, ou même, comme nous l'avons vu, à une sorte d'occlusion mécanique du cardia (repli valvulaire de Gubarof) causé par la dilatation de l'extrémité supérieure de l'organe.

Elle peut se montrer sous forme de *sialophagie* ou de sialo-aérophagie (Hayem). Sous cette forme elle a le même mécanisme que l'aérophagie physiologique et elle procède un peu de la forme précédente par rétention, mais elle se caractérise principalement par la quantité anormale d'air emmagasiné dans l'estomac à la suite d'une sécrétion salivaire exagérée.

Enfin elle peut exister comme complication *dans les rhino-pharyngites*, car les malades arrivent rapidement à exagérer la déglutition à vide dans l'espoir de détacher les mucosités qui encombrent leur pharynx.

*b) Aérophagie bruyante.* — Dans cette forme, où nous ferons encore une classification secondaire, la déglutition au lieu de se faire comme dans l'aérophagie normale, à l'occasion de la boisson ou des aliments, se fait le plus habituellement à vide, avec un peu de salive pour faciliter la préhension des muscles du pharynx.

Elle peut être *volontaire et consciente*; c'est une sorte d'acrobatie sur laquelle nous ne nous étendrons pas ; elle peut constituer cependant le type de l'aérophagie par déglutition, car elle permet de faire une comparaison avec ce qui se passe à l'état pathologique. On dit que les Orientaux s'y exercent pour la pratiquer facilement et avec art, car c'est chez eux une marque de politesse insigne envers leur hôte que de la pratiquer ostensiblement après avoir mangé quand ils veulent faire honneur à l'abondance d'un festin.

L'aérophagie bruyante par déglutition d'air est chez la plupart des dyspeptiques *volontaire et inconsciente.* C'est bien volontairement en effet que ces malades déglutissent de l'air par des mouvements dont ils ignorent la nature exacte, car ils sont persuadés qu'au lieu d'avaler de l'air ils en expulsent. Aussi l'aérophage peut-il sans difficulté provoquer une crise quand on le lui demande ; d'ailleurs il est bon de remarquer à l'appui de cette assertion que les malades ont rarement leur crise en public, ou pendant un moment de la journée où elle les gênerait. Un notaire cité par Mathieu n'avait jamais de crises quand il recevait un client, mais il éructait tout le reste du temps ; autre exemple : une malade, que nous avons observée nous-même, avait sa crise à heure fixe, régulièrement deux heures après le repas du soir, sauf quand elle recevait à dîner ou qu'elle était en soirée ou au théâtre.

Cette forme d'aérophagie peut revêtir plusieurs degrés d'intensité. Elle peut être légère seulement, chez les dyspeptiques ; elle atteint une intensité plus considérable chez les dyspeptiques nerveux ; mais elle est surtout remarquable chez les neurasthéniques et chez les hystériques. Elle revêt alors les caractères de la grande flatulence avec tympanisme considérable de l'estomac et de l'intestin et crises d'éructation terribles et douloureuse. Nous avons déjà donné les caractéristiques de ces formes puisque ce sont elles que nous avons prises comme type de description au chapitre « Symptômes », nous n'insisterons donc pas.

L'aérophagie par déglutition est encore, mais plus rarement, *involontaire et inconsciente* ou même *involontaire et spasmodique*. Voici comment s'exprime Mathieu à son sujet : « Dans d'autres cas au contraire l'aérophagie prend les allures d'un véritable spasme. Son mécanisme est le même, mais le gastropathe ou le névropathe sont impuissants à mettre fin à la crise d'aérophagie, alors même qu'ils ont compris ce qui se passe véritablement. A cette catégorie appartient la grande aérophagie spasmodique des hystériques, et le faux hoquet dont Bouveret le premier a déterminé la nature réelle. »

2° **Aérophagie par aspiration.** — Nous classons dans cette catégorie les aérophages qui au lieu de déglutir de l'air, le font pénétrer dans l'œsophage et quelquefois jusqu'à l'estomac au moyen d'une aspiration un peu énergique à glotte fermée. A la faveur de ce mouvement, il se produit une sorte de diminution de pression, une sorte de vide intra-thoracique qui permet aux parois de l'œsophage de devenir béantes un instant et à l'air d'y pénétrer par ses deux extrémités. A l'extrémité supérieure c'est une aspiration d'air atmosphérique, à l'extrémité inférieure, ce peut être de l'air ayant séjourné dans l'estomac et dans quelques circonstances même, de l'air accompagné d'une gorgée d'aliments. Comme c'est par un semblable mécanisme que se manifeste le mérycisme, ainsi que l'a démontré Linossier, on conçoit qu'il puisse exister un rapport étroit entre ces deux troubles provoqués par la même cause.

L'aérophagie par aspiration à glotte fermée peut être *volontaire et consciente*, mais elle n'est pas plus intéressante à signaler que l'aérophagie volontaire et consciente par déglutition. Elle se manifeste à peu près de la même manière, et dans les mêmes circonstances ; elle n'en diffère que par le mécanisme provocateur, et le timbre différent du bruit de pénétration de l'air.

Elle est *volontaire et inconsciente* quand elle concerne des dyspeptiques plus ou moins mérycoles, et c'est le cas le plus fréquent puisque dans toutes les observations signalées, ces deux symptômes sont associés ; cependant chez certains malades les aliments qui sont ramenés dans la bouche sont rejetés non pas volontairement, dans le but de les mastiquer à nouveau, mais involontairement à l'occasion de l'éructation.

Cette forme est volontaire, parce que c'est volontairement que les malades font le mouvement d'inspiration qui permet à l'air de pénétrer dans l'œsophage, mais c'est inconsciemment aussi qu'ils font cet effort, car ils se figurent ainsi favoriser l'expulsion de gaz gastriques.

Enfin l'aérophagie par aspiration à glotte fermée peut être encore *involontaire et inconsciente* comme nous l'avons démontré plus haut. Elle est due à des contractions violentes du diaphragme coïncidant avec une fermeture incomplète de la glotte, et nous l'avons nous-même dépistée dans le rire aux éclats, dans le hoquet ou pendant les sanglots chez les enfants.

Rappelons en outre qu'elle peut encore, dans le jeune âge, se montrer pendant les quintes de coqueluche au moment du « chant du coq », et que son mécanisme est encore identique.

## § 2. — Formes d'après la profondeur où l'air a pénétré.

L'air dégluti ou aspiré ne pénétrant pas toujours jusqu'au même point du tube digestif, il est important d'établir une distinction entre ces formes pour lesquelles la symptomatologie est différente, nous les classerons donc ainsi :

**1° Aérophagie pharyngo-œsophagienne.** — C'est celle dans laquelle l'aérophagie fait pénétrer l'air le moins loin ; c'est à peine en effet si la pénétration s'avance jusqu'au tiers supérieur ou la moitié de l'œsophage. Il n'y a pour ainsi dire aucun intervalle entre la pénétration et l'éructation consécutive, et l'alternance des deux bruits, l'un de déglutition ou plus rarement d'aspiration, et l'autre d'éructation, est presque immédiate.

Cette forme est fréquente mais elle intéresse peu la pathologie, car elle est l'apanage des aérophages volontaires et conscients. Nous l'avons pourtant trouvée chez quelques dyspeptiques nevropathes où ses caractères pouvaient être mis facilement en évidence par l'auscultation négative du cardia.

2° **Aérophagie œsophagienne.** — Ici l'air pénètre plus loin ; il s'avance tout au moins jusqu'au cardia qu'il ne franchit pas. L'alternance de la déglutition et du rot existe encore dans cette forme, mais l'intervalle qui sépare les deux bruits est plus marqué que dans la forme précédente ; souvent même, à la faveur d'une dilatation passagère de l'œsophage, l'air dégluti peut s'accumuler quelque peu et rompre l'alternance dont nous parlions. Cette forme coïncide souvent avec le vomissement pituiteux œsophagien ou s'accompagne dans certains autres cas d'une hypersécrétion muqueuse élaborée par les glandes à mucus de l'œsophage. Comme pour la précédente, l'auscultation du cardia est négative. L'aérophagie purement œsophagienne est relativement fréquente, on la rencontre le plus habituellement chez les dyspeptiques nerveux atteint de lésions de gastrite hyperchlorhydrique.

3° **Aérophagie gastrique.** — Cette forme doit se diviser en deux formes secondaires, car deux solutions peuvent intervenir : dans l'une, l'air après avoir pénétré dans l'estomac en ressort par le cardia au bout d'un temps variable ; dans l'autre, le cardia restant occlus, l'air s'échappe par l'intestin.

*a) Aérophagie gastrique avec issue par la bouche.* — On pourrait encore par opposition avec la suivante la nommer « éructante ». Voici ses caractéristiques : L'air dégluti, après avoir parcouru l'œsophage, franchit le cardia et pénètre dans l'estomac. Il est intéressant maintenant d'examiner comment il en ressortira. Le cardia est-il complaisant et la muqueuse gastrique sensible à la pression gazeuse, l'air absorbé ressortira immédiatement ; mais par contre le tonus du cardia est-il plus accentué et la muqueuse gastrique moins sensible ou presque anesthésiée, l'air dégluti s'accumulera quelque temps jusqu'au moment où, sa pression devenant trop considérable, le cardia s'ouvrira et laissera échapper une éructation intense, volumineuse, à son prolongé.

Ces deux formes sont certainement les plus fréquemment observées ; sialophages, dyspeptiques, nerveux, hystériques, gastropathes de toutes sortes pratiquent ainsi l'aérophagie, et se débarrassent le plus souvent de l'air dégluti selon ces deux modes : aérophagie avec alternance, aérophagie avec emmagasinement. Nous avons suffisamment parlé de ces formes les plus habituelles pour nous dispenser de les rappeler ici avec de plus amples détails.

*b*) *Aérophagie gastrique avec issue par l'intestin.* — Ici au contraire l'évacuation de l'air est gênée par un spasme du cardia (spasme fissuraire quelquefois. spasme réflexe plus souvent encore), ou même par un obstacle mécanique (compression mécanique du cardia). L'air dégluti devra donc s'évacuer par l'intestin après avoir séjourné longtemps dans l'estomac.

Rappelons que dans cette occurrence l'estomac peut se dilater considérablement, car la douleur gastrique est souvent intense, ce qui pousse naturellement l'aérophage à déglutir sans cesse, puisqu'il croit rendre des gaz. Comme d'autre part le cardia forme un véritable clapet, perméable seulement de haut en bas, l'air dégluti tend à s'accumuler de plus en plus dans un estomac dont les dimensions finissent par être excessives, et quand cet organe se vide de son contenu liquide et gazeux dans l'intestin, la tympanite abdominale se généralise. Cette forme est spéciale aux hystériques, qui réalisent ainsi le tableau clinique complet de la grande flatulence, mais elle s'observe encore dans l'aérophagie dramatique où elle se complique de troubles cardio-pulmonaires, et dans la dilatation aiguë de l'estomac chez les opérés.

### § 3. — Formes d'après les conséquences de l'aérophagie.

Les deux premières classifications que nous venons de donner pourraient suffire à la rigueur, car, en somme, elles nous permettent de classer d'une façon nette, à peu de chose près, toutes les modalités de l'aérophagie. Nous pensons cependant que cette dernière classification a son utilité et que, loin de compliquer, elle simplifie en complétant ce tableau des formes cliniques. Nous avons analysé très complètement dans un chapitre précédent les conséquences de l'aérophagie, nous ne ferons donc qu'énumérer les formes qui s'y rattachent sans les détailler à nouveau, et en ne signalant que celles qui ont été étudiées spécialement.

Nous citerons donc :

1° L'aérophagie compliquant les dyspepsies graves ;

2° L'aérophagie compliquant l'ulcus gastrique en évolution ou cicatrisé et pouvant par la distension de l'estomac causer une déchirure ;

3° L'aérophagie à forme angoissante ;

4° L'aérophagie dramatique simulant l'angor, l'asystolie, la dyspnée cardiaque ou urémique ;

5° L'aérophagie causant la dilatation aiguë de l'estomac chez les opérés ;

6° L'aérophagie avec hypersécrétion muqueuse œsophagienne ;

7° L'aérophagie émétisante produisant les vomissements soit chez le nourrisson, soit encore chez l'adulte. Ces vomissements peuvent être partiels et rares, semblables à un faux mérycisme : ils sont sans conséquence. Mais ils peuvent être quotidiens et abondants, et entraîner une cachexie progressive des malades.

D'après cet exposé, nous nous trouvons dès maintenant en état de dresser le tableau suivant des formes cliniques de l'aérophagie.

---

## TABLEAU DES FORMES DE L'AÉROPHAGIE

- **1. — D'après le mécanisme provocateur.**
  - 1° par déglutition.
    - (*a*) silencieuse.
      - physiologique.
      - par rétention, ou spasme du cardia, ou compression du cardia.
      - par sialophagie.
      - dans les rhino-pharyngites.
    - (*b*) bruyante.
      - volontaire consciente.
      - volontaire inconsciente. . .
        - dyspeptiques.
        - dyspeptiques nerveux.
        - neurasthéniques et hystériques.
      - spasmodique involontaire.
  - 2° par aspiration
    - volontaire consciente.
    - volontaire inconsciente — des mérycoles . . .
      - sans régurgitation.
      - avec régurgitation.
    - involontaire inconsciente.
      - hoquet, rire, sanglots. / coqueluche. — chez les enfants.
- **2. — D'après la profondeur où l'air a pénétré.**
  - 1° pharyngo-œsophagienne.
  - 2° œsophagienne.
  - 3° gastrique. . . . . . . . . . . .
    - avec issue par la bouche.
    - avec issue par l'intestin.
- **3. — D'après les conséquences de l'aérophagie.**
  - 1° aérophagie compliquant les dyspepsies graves.
  - 2° aérophagie compliquant l'ulcus.
  - 3° aérophagie à forme angoissante.
  - 4° aérophagie dramatique simulant l'angor, l'asystolie, la dyspnée urémique, etc.
  - 5° aérophagie cause de la dilatation aiguë de l'estomac, chez les opérés.
  - 6° aérophagie avec hypersécrétion muqueuse œsophagienne.
  - 7° aérophagie émétisante.
    - nourrissons.
      - avec spasme du cardia.
      - sans spasme du cardia.
    - adultes . . . .
      - vomissements rares partiels. — faux mérycisme.
      - vomissements fréquents. amaigrissement, cachexie.

## DIAGNOSTIC

SOMMAIRE

*Difficulté du diagnostic. Comment on soupçonne l'aérophagie* : Interrogatoire ; rots en séries ; vomissements fractionnés.
*Comment on diagnostique l'aérophagie* : Par l'examen du malade au moment d'une crise ; par la radioscopie ; par l'œsophagoscopie ; par le traitement pierre de touche.
*Le diagnostic ainsi établi permet d'éliminer* : La dyspepsie flatulente ; la dyspepsie avec vomissements ; le cancer ou l'ulcus ; les vomissements pituiteux œsophagiens ; l'angor, l'asthme, l'urémie, l'asystolie ; la péritonite post-opératoire ; le faux rot laryngé.

Le diagnostic de l'aérophagie est très facile ou très difficile à poser. Nous ne voulons pas dire seulement par là que certaines formes de l'aérophagie sont dépistées rapidement, alors que certaines autres plus complexes offrent au diagnostic une difficulté beaucoup plus grande ; mais nous pensons que si ce diagnostic est facile pour peu qu'on connaisse l'aérophagie, qu'on l'ait étudié, et qu'on en ait observé quelques cas typiques, il devient par contre presque impossible, même pour les cas les plus simples, si le médecin qui examine ne connaît l'aérophagie que théoriquement et n'en a jamais observé les symptômes chez des malades au moment d'une crise.

Le diagnostic est difficile, et tout au début de ce travail nous insistions sur ce point particulier, parce que le malade ne sait pas décrire convenablement les sensations qu'il ressent. Comment en serait-il autrement d'ailleurs quand nous observons des gens intelligents, cultivés, instruits, qui, pendant des semaines et des mois, jusqu'à ce qu'on les prévienne, se méprennent au point de ne savoir distinguer le mouvement qu'ils font volontairement pour déglutir de l'air d'avec une éructation.

C'est donc en principe, le malade lui-même qui, par ses réponses aux questions posées, induit en erreur son observateur. Il faut au travers des symptômes anormaux qu'il relate savoir apercevoir rapidement ceux qui vont donner la présomption ; quant à l'affirmation, la crise d'aérophagie seule, dûment constatée par le médecin, pourra la donner. Par conséquent, avant de diagnostiquer l'aérophagie, il faudra la soupçonner et voici comment on pourra y arriver.

Quand on examine un dyspeptique il ne faut jamais terminer l'interrogatoire sans lui demander s'il a des renvois, et sans insister un peu sur l'heure habituelle où ils sont émis, sur la façon dont ils sont rendus, et tout particulièrement sur leur fréquence, principalement pour ceux qui se montrent en séries. Cette dernière question est de la plus haute importance, car à partir de cinq à six rots survenant en série, Mathieu estime que l'aérophagie doit être soupçonnée et recherchée.

Dans d'autres circonstances les malades, dont l'attention est surtout attirée par le symptôme vomissement, n'ont attaché qu'une importance toute secondaire aux éructations qu'ils peuvent présenter, et c'est seulement à cause du caractère fractionné des vomissements qu'on peut arriver à soupçonner l'aérophagie; car ainsi que nous l'avons montré déjà, dans une crise d'aérophagie dont chaque éructation est accompagnée du rejet de salive ou même d'une gorgée d'aliments, c'est le vomissement seul, sous cette forme, qui frappe l'attention du malade, alors que l'éructation passe inaperçue pour lui. Il faudra, par conséquent, insister auprès du malade sur ces vomissements à caractère fractionné, et demander s'ils ne sont pas accompagnés d'un bruit plus ou moins intense d'éructation. Si la réponse est positive, la possibilité de l'aérophagie devra être envisagée.

Nous voici donc en présence d'un dyspeptique que nous soupçonnons de pratiquer la déglutition de l'air; comment allons-nous nous en assurer?

La chose n'est pas difficile le plus souvent. Nous demanderons au malade de faire effort pour rendre devant nous quelques gaz. Un aérophage ainsi sollicité se fait rarement prier ; il répondra quelquefois cependant qu'il n'a pas de gaz à rendre, ou que l'heure de sa crise n'est pas arrivée ; il faudra néanmoins insister encore pour obtenir l'effort que nous souhaitons, car de celui-ci dépend tout le diagnostic. Souvent même on pourra, malgré le refus du malade, arriver à lui faire déglutir de l'air et provoquer la crise en exerçant des pressions dans les différentes régions du corps où se manifestent habituellement les points éructogènes (creux épigastrique, fourchette sternale, point ovarien, sommet du crâne, etc.)

Le malade alors se penchera en avant, fermera la bouche, déglutira une ou quelques gorgées d'air, et les éructera s'il est aérophage ; dans le cas contraire, on le verra faire en vain des efforts, la bouche ouverte, en contractant ses muscles abdominaux sans arriver à aucun résultat. Il ne faut pas oublier aussi qu'il y a des aérophages qui n'éructent jamais et qui cependant déglutissent de l'air ; d'autres encore qui, sans pouvoir arriver à éructer au moment où on les examine, décrivent cependant des crises qui ne peuvent laisser aucun doute ; ceux-là il faudra les examiner pendant leur crise, à l'heure où elle se montre habituellement, pour confirmer le diagnostic d'une part, mais d'autre part aussi pour leur démontrer leur erreur et chercher à les guérir en les mettant en garde contre leur mauvaise habitude inconsciente.

Mais revenons à notre aérophage auquel nous demandions de rendre des gaz. Il a dégluti de l'air et l'a rendu. Souvent, de cette façon, la crise sera amorcée et continuera pendant quelques minutes ; on en profitera pour s'assurer de la réalité des mouvements de déglutition avec leur bruit pharyngé bien spécial, pour vérifier encore les mouvements d'élévation du larynx, pour ausculter la région épigastrique et se rendre compte si l'air force le cardia et pénètre dans l'estomac ; on pourra encore percuter l'estomac et constater l'augmentation du tympanisme qui était à peine marqué quelques instants auparavant. D'ailleurs déjà à l'inspection de l'abdomen à jour frisant, on pourra apercevoir une voussure épigastrique accentuée qui marquera le siège de la partie supérieure de l'estomac dilaté. Par la percussion, enfin, on constatera une sonorité tympanique exagérée au niveau de la région épigastrique et dans tout l'espace de Traube. Puis quand on aura réuni toutes ces preuves de certitude, on commandera au malade de s'arrêter en le forçant à garder la bouche largement ouverte.

Cependant il s'en faut de beaucoup que toutes les aérophagies se présentent avec une telle netteté, et souvent le diagnostic resterait incertain, si l'on n'était en droit d'affirmer l'aérophagie sur la simple constatation des mouvements de déglutition même peu nombreux, même sans renvois, pourvu qu'ils soient en séries.

Les malades pour lesquels le diagnostic est le plus délicat sont ceux qui font de l'aérophagie silencieuse à l'occasion des repas, ou qui sont tributaires de la sialophagie simple d'Hayem, ceux aussi qui font de la rétention gazeuse gastrique par occlusion mécanique ou spasme du cardia ; pour tous ceux-là, aucun des signes que nous venons d'énumérer n'aura de valeur diagnostique certaine, il faudra souvent les garder en observation pendant longtemps avant d'être certain de la pathogénie de leur gastro-pneumatose, aussi tirera-t-on un avantage appréciable d'un examen radioscopique ou même œsophagoscopique auquel on les soumettra.

La radioscopie de l'estomac a été utilisée avec succès par Leven et Barret pour dépister l'aérophagie dans ces cas difficiles. L'image obtenue sur l'écran montre avec une grande netteté la poche gastrique gonflée d'air à sa partie supérieure, et en précise les limites. Elle indique les modifications qui surviennent ultérieurement soit du fait de l'introduction par déglutition d'une nouvelle provision d'air, soit du fait de l'expulsion de celui-ci à la faveur d'une éructation. La technique employée par les radiologues qui leur permet de délimiter aussi le niveau supérieur du liquide gastrique a une très grande importance, car ce niveau modifiable avec la pression intra-gastrique s'abaisse ou s'élève lorsque celle-ci augmente ou diminue.

La radioscopie peut être employée également chez les nourrissons qui vomissent ; elle permet alors, quand ils sont aérophages, de déceler cette affection très facilement et d'appliquer le traitement qui convient en pareil cas.

L'examen par l'œsophagoscope préconisé par Tissier ne doit pas être oublié quand le diagnostic est incertain, car non seulement il permet d'affirmer l'aérophagie, mais il donne en plus des renseignements, qu'aucune autre méthode ne pourrait donner, sur l'état de l'œsophage et du cardia. Or, on sait le rôle important que joue ce sphincter dans la pathogénie de l'aérophagie.

Le traitement institué pourra enfin servir de pierre de touche au diagnostic, car il n'est pas rare que la guérison soit obtenue immédiatement chez quelques malades intelligents, dès qu'on leur a expliqué en quoi consiste l'aérophagie ; pour d'autres encore, on voit s'évanouir de jour en jour les symptômes pourtant marqués d'une dyspepsie grave, parce qu'on les a mis en garde contre la déglutition d'air. Des guérisons obtenues aussi facilement sont en faveur de l'aérophagie.

En définitive si on a soin d'interroger et d'examiner méthodiquement le malade comme nous venons de l'indiquer, en s'entourant des précautions nécessaires, et au besoin en se faisant aider dans les cas délicats par la radioscopie ou l'œsophagoscopie, on arrivera assez facilement au diagnostic. C'est alors qu'on éliminera les affections qui pourraient prêter à confusion.

On éliminera ainsi la *dyspepsie flatulente*, qui jusqu'en 1900 a pour ainsi dire été la seule connue des pneumatoses gastro-intestinales. Actuellement au contraire, on peut dire sans exagération que la grande flatulence gastrique n'existe plus. On rencontre encore, il est vrai, de loin en loin quelques malades aérophages qui présentent de la fermentation gastrique non douteuse ; mais quelle disproportion entre leurs rares éructations à odeur sulfhydrique et le volume colossal des rots nombreux jusqu'à l'invraisemblance et presque absolument inodores des aérophages !

Vauthey, dans ses essais de fermentation *in vitro*, cite comme volume des gaz de fermentation 1 à 50 centimètres cubes par 24 heures, tandis que Bardet chez un aérophage a pu recueillir ainsi 3 à 400 litres en moins de 3 heures.

On éliminera encore de cette façon *la dyspepsie grave* accompagnée de vomissements, car il est exceptionnel qu'un aérophage vide totalement son estomac comme un dyspeptique. Le vomissement dû à la déglutition d'air et aux éructations est le plus souvent partiel, fractionné ; il est rarement précédé de nausées et est bien plutôt un accident causé par une éructation violente qu'une révolte, même passagère, de l'estomac. Quant à la dyspepsie prétendue, on la verra s'évanouir sous l'influence du traitement ou des conseils qu'on aura pu donner au malade, s'il comprend bien ce qu'on lui demande.

Pour cette même raison, on pourra écarter le diagnostic d'*ulcère* ou de *cancer* de l'estomac. Cependant en cette occurrence on fera sagement d'imposer au malade un examen radioscopique, car l'aérophagie est très fréquente comme complication, non seulement dans ces deux cas précités, mais encore dans bien d'autres affections douloureuses atteignant une portion quelconque du tube digestif ou de ses annexes chez les névropathes.

Avec le *vomissement pituiteux œsophagien*, décrit par Mathieu et J.-Ch. Roux, le diagnostic pourra être plus délicat si l'aérophage présente des symptômes d'hyperchlorhydrie et de ces pseudo-vomissements d'origine œsophagienne dont nous avons parlé dans un chapitre précédent (Conséquences de l'aérophagie). La distinction cependant pourra se faire par le volume et les caractères physiques ou chimiques du liquide rendu, et par la constatation de cette particularité : que dans l'aérophagie avec hypersécrétion de l'œsophage le liquide épais en question est régurgité par gorgées successives avec chaque rot, tandis que dans le vomissement pituiteux, il est vomi en une seule fois.

Rappelons encore comment on peut, en dépistant l'aérophagie chez certains malades, modifier un pronostic des plus sombres. L'*angor pectoris*, l'*artério-*

*sclérose*, l'*asystolie*, les *crises d'asthme*, la *dyspnée cardiaque* ou *urémique* ont été souvent diagnostiquées chez des malades qui étaient seulement des aérophages. Leven dans une communication à la « Société de thérapeutique » a tout particulièrement insisté sur ce sujet, mais Bouveret et Mathieu avaient déjà entrevu la difficulté et signalé cette cause d'erreur.

Enfin tout dernièrement Tissier a montré l'importance du diagnostic de cette aérophagie qui provoque la *dilatation aiguë de l'estomac* chez les opérés et qui peut en imposer pour une complication de l'acte opératoire ou de l'anesthésie par le chloroforme, et provoquer une issue fatale si l'on ne parvient pas à faire évacuer l'air dégluti inconsciemment.

Signalons encore que l'aérophagie peut être *simulée* de deux façons : Quelques conscrits l'employaient autrefois pour provoquer une tympanite artificielle et échapper à la conscription et à l'heure actuelle encore certains simulateurs l'emploient également et font de la déglutition volontaire et consciente d'air atmosphérique pour attirer l'attention des médecins sur eux. D'autre part certains névropathes imitent le bruit de déglutition d'air des vrais aérophages ; ils provoquent ce que Mathieu appelle le faux rot laryngé qui est dû à une contraction du larynx mais non du pharynx. En voici un cas typique :

« Une jeune fille se présente à la consultation de l'hôpital Andral, elle déclare avoir des renvois à jet continu. L'examen ne tarde pas à nous montrer qu'il n'y avait chez elle ni éructation vraie, ni fausse éructation, mais seulement production d'un bruit laryngé qui simulait assez mal le rot pharyngé. Cette jeune fille, évidemment hystérique, guérit par l'isolement. Elle vivait avec une de ses tantes qui avait, nous dit-elle, des renvois par séries interminables. La tante avait sans doute de l'aérophagie à faux rots en série, et la nièce, par imitation, du faux rot laryngé. » Mathieu, *Gaz. des hôp.*, janvier 1904.

Le diagnostic une fois fait de cette façon, il importera de rechercher si l'aérophagie a évolué seule chez un névropathe non gastropathe, ou si elle s'est associée à une affection gastrique antérieure à elle, qu'elle serait venue compliquer ou aggraver. Il ne restera plus qu'à assurer le diagnostic de la forme clinique, et, à cause de celui-ci, à orienter le traitement dans le sens qu'il indiquera.

# PRONOSTIC

Le pronostic de l'aérophagie est généralement bénin et cependant, à envisager ses conséquences, on peut voir que certaines réserves doivent s'imposer.

L'aérophagie est grave en elle-même parce qu'elle passe souvent inaperçue et qu'elle expose les malades à la dyspepsie médicamenteuse, bien plus tenace encore que la dyspepsie secondaire due à une aérophagie continuée par habitude ou ignorance. Les aérophages en effet sont poussés à rechercher tout particulièrement ceux des remèdes dont ils entendent parler, qui sont capables de modifier les fermentations dont ils se plaignent. Les poudres absorbantes, les charbons pulvérisés ne leur sont pas nuisibles, mais il n'en est pas de même quand, mal conseillés, ils ingèrent les uns après les autres et sans résultat d'ailleurs, les antiseptiques intestinaux si nombreux et en si grande vogue il y a quelques années encore.

L'aérophagie est grave quand elle survient, ce qui

n'est pas rare, à titre de complication d'un ulcus en évolution ou cicatrisé, car elle est une cause certaine de dilatation gastrique et a provoqué souvent des hématémèses.

Elle est grave aussi, quand elle vient compliquer les dyspepsies de toute nature et contribuer à établir ce cercle vicieux dont les malades ne peuvent plus sortir seuls.

Elle est grave encore dans les mêmes conditions, quand elle provoque ces vomissements quotidiens qui font que l'aérophage se cachectise de plus en plus, et l'amènent rapidement à un état de marasme inquiétant.

Elle est grave toujours du fait de son retentissement sur le système nerveux car elle produit alors l'obsession, les phobies, les angoisses.

Elle est grave surtout à cause de son action sur le système respiratoire et le cœur, car la dyspnée, les palpitations, les lypothimies, les syncopes, le collapsus cardiaque en sont souvent une terrible conséquence.

Cependant si l'aérophagie est reconnue, si le retour de ses crises peut être préventivement évité, le pronostic se métamorphosera complètement. C'est alors qu'on assistera à ces résurrections d'autant plus extraordinaires que le médecin aura agi le plus souvent non pas avec des médicaments, mais par un simple conseil.

## TRAITEMENT

### SOMMAIRE

1° *Convaincre le malade qu'il avale de l'air au lieu d'en rendre.*
2° *Empêcher la déglutition d'air* : en maintenant la bouche ouverte (bouchon) ; en attirant l'attention sur la déglutition (cravate).
3° *Modifier l'état de l'estomac* : poudres inertes ; poudres absorbantes ; calmants ; alcalins.
4° *Faire évacuer l'air qui distend l'estomac* : par une déglutition volontaire ; en lavant l'estomac ; en modifiant la position du malade ; par le massage ; par l'électricité ; par la gymnastique respiratoire.

« La condition la meilleure, dit Mathieu, pour que le malade guérisse de l'aérophagie est tout d'abord qu'il en connaisse l'existence et qu'il se rende compte de ce qui se passe réellement. A très peu d'exceptions près, j'ai vu guérir rapidement tous ceux auxquels j'ai pu faire la démonstration convaincante de l'aérophagie.

« Ils comprenaient dès lors qu'ils devaient, non pas chercher à expulser les gaz contenus dans l'estomac, puisque c'est en faisant ces efforts d'expulsion qu'ils avalaient de l'air, mais au contraire se retenir le plus possible. »

Il est donc d'une importance capitale que le médecin assiste à la crise d'aérophagie pour pouvoir démontrer cela au malade. Il serait absolument insuffisant en effet qu'il cherche seulement à convaincre par des arguments théoriques, vite oubliés de l'aérophage, et rien ne vaudra autant que la démonstration faite au moment d'une crise provoquée. Celle-ci, on l'obtiendra facilement en demandant à l'aérophage de faire effort pour rendre des gaz, puis on l'arrêtera en faisant ouvrir largement la bouche. Cette simple manœuvre est déjà un premier argument.

C'est alors qu'on expliquera au patient le mécanisme de l'aérophagie et qu'on lui fera sentir les mouvements d'élévation de son larynx à l'occasion de la déglutition d'un peu d'eau. Quand tout aura été ainsi bien expliqué, on provoquera une nouvelle crise, au cours de laquelle le malade constatera lui-même les mouvements de déglutition qu'on lui a signalés, et se rendra mieux compte pourquoi la crise s'arrête quand il ouvre la bouche. S'il est intelligent, il comprendra facilement ce qu'on lui demande et se guérira lui-même.

Cependant il y a des malades qui ne comprennent

pas et qui restent persuadés de l'origine gastrique de leur flatulence ; d'autres encore qui ne laissent même pas achever la démonstration et se froissent des explications qu'on leur donne ; d'autres enfin chez lesquels l'élément nerveux spasmodique devient prédominant, et qui, même prévenus, ne peuvent mettre un terme à la déglutition de l'air devenue involontaire. Pour tous ceux-là, il faudra faire agir d'autres moyens que la persuasion. Il faudra les obliger, notamment au moment des crises, à rester la bouche ouverte, car il est exceptionnel que l'on puisse ainsi avaler sa salive ou une gorgée d'air. Bouveret et J.-Ch. Roux ont eu l'idée de mettre un bouchon entre les dents de façon à tenir la bouche mécaniquement ouverte. C'est un bon moyen dont Mathieu recommande tout particulièrement l'emploi.

Pour les aérophages qui distendent leur estomac en déglutissant leur salive d'une façon par trop fréquente, il sera nécessaire d'attirer leur attention sur ces mouvements de déglutition trop rapprochés. Pour cela, Leven conseille « l'emploi d'une cravate ou d'un ruban serré au niveau de la pomme d'Adam. Cette striction rend chaque déglutition pénible et rappelle ainsi au malade qu'il doit l'éviter ».

« Cette pratique est analogue à celle des vétérinaires qui traitent les chevaux tiqueurs aérophages au moyen d'un carcan. »

« Dans les premiers jours la sécrétion salivaire est

augmentée notablement, parce que le malade est contraint de penser à sa salivation. Il mouillera de nombreux mouchoirs, mais dès le deuxième ou le troisième jour le charme sera rompu, et l'aérophagie sera ou très diminuée ou supprimée. »

Prévenir le malade de son erreur est donc nécessaire, l'empêcher d'avaler de l'air est indispensable ; mais là ne doit pas se résumer toute la thérapeutique, car on ne guérirait ainsi que les aérophagies les plus bénignes, les plus simples ; il reste, si l'on veut obtenir un résultat appréciable dans les cas complexes, à modifier le chimisme gastrique ou l'état de la muqueuse de l'estomac.

Il faut tenir compte aussi qu'à cause de la sensibilité de l'estomac et de la gêne occasionnée par des digestions pénibles, quelques malades, bien qu'avertis qu'il s'agit d'aérophagie et non d'éructation de gaz formés dans l'estomac, trouvent cependant plus pénible encore de se retenir et d'arrêter la déglutition d'air que de se laisser aller à l'aérophagie.

On s'adressera donc à la cause provocatrice de l'aérophagie, car l'on ne saura vraisemblablement affirmer la guérison qu'autant que la thérapeutique pourra se montrer de quelque effet sur cette cause même ; c'est ainsi qu'on devra en même temps s'occuper de la dyspepsie de quelque nature qu'elle soit si l'on veut chez les gastropathes supprimer l'aérophagie ; il est bien évident qu'on devra la combattre par un régime alimentaire et une médication appropriée. On devra chez d'autres surveiller tout particulièrement la sensibilité de la muqueuse stomacale à la tension ; chez d'autres encore se méfier de la sécrétion gastrique acide à l'excès. De cette façon on annihilera du même coup et les phénomènes irritatifs produisant d'une façon réflexe la sialorrhée, et le spasme du cardia, deux des causes les plus habituelles de l'aérophagie.

On emploiera dans ce but les agents thérapeutiques qui peuvent assurer la sédation de la sensibilité gastrique. Mathieu emploie beaucoup la codéine et l'eau de laurier-cerise en cas semblable, beaucoup plus rarement la morphine et les autres antispasmodiques. Celui des médicaments dont il recommande le plus l'emploi est l'eau chloroformée saturée, donnée par cuillerées à soupe, étendue d'une moitié ou des deux tiers d'eau, dès le début de la crise ; 4 à 6 cuillerées à soupe d'eau chloroformée au besoin. On utilisera encore les alcalins à haute dose qui neutraliseront l'hyperacidité ou les alcalins sous forme de cures hydrominérales comme la cure de Vichy par exemple, qui nous a donné jusqu'à présent les résultats les plus encourageants toutes les fois que nous avons eu à l'employer chez des aérophages. Enfin on se servira toujours avec succès des poudres de saturation comme la magnésie ou le phosphate tribasique de chaux ainsi que le préconise Bardet, ou encore le sous-nitrate de bismuth à forte dose, soit en nature, soit sous forme de potion au bismuth comme la suivante :

| | | |
|---|---|---|
| Sous-nitrate de bismuth. | 5 | grammes. |
| Gomme arabique . . . | 15 | — |
| Eau distillée . . . . | 150 | — |

Cette potion doit être prescrite par cuillerée à dessert toutes les heures le premier jour, toutes les deux heures le jour suivant. Elle peut être utilisée dans les vingt-quatre heures (Leven).

Pour quelques aérophages, comme par exemple pour ceux qui font de l'aérophagie silencieuse, ou encore ceux dont parle Tissier qui font de la dilatation aiguë de l'estomac, un mode de traitement spécial s'impose sans lequel des accidents d'une haute gravité ne tarderaient pas à se manifester. Il faut faire évacuer l'air dégluti.

Deux voies s'offrent à cette évacuation : la voie haute par le cardia, la voie basse par le pylore et l'intestin.

L'évacuation par le cardia de la masse d'air retenue dans l'estomac est possible au début d'une crise, alors que le spasme du cardia n'est encore que minime, par l'ingurgitation d'un peu d'air.

C'est le moyen que recommande Robin (1) aux

(1) A. Robin, Traitement des troubles gastriques dus aux fermentations anormales de l'estomac. *Bull. général de thérapeutique*, 1896, nos 10 et 11.

dyspeptiques flatulents pour faire disparaître la tension pénible de l'estomac. « Il faut, dit-il, ouvrir l'œsophage en ingurgitant un peu d'air et en abaissant et relevant successivement la tête. Une fois l'ouverture obtenue, les gaz s'échappent avec bruit, mais sans douleur; l'opération doit être pratiquée avant que la tension gastrique ne soit trop forte, car dans ce cas elle devient plus difficile à réaliser. » Mais ce moyen est dangereux, car ainsi que nous l'avons déjà dit, il constitue le premier pas sur cette pente glissante de l'aérophagie volontaire mais inconsciente, et c'est en somme à cause de lui que surviennent ces dilatations extrêmes de l'estomac lorsque le spasme du cardia devient pour une cause accidentelle plus énergique qu'il n'est habituellement.

L'évacuation est possible encore grâce au tube de Faucher, car le passage de la sonde gastrique, combiné ou non au lavage alcalin de l'estomac, a déjà rendu dans des cas pressants de signalés services, mais elle peut être aussi assurée plus simplement par une modification de la position ou du décubitus du malade. On sait, en effet, et nous en avons déjà parlé (voir page 93) que d'après Tissier la dilatation aiguë de l'estomac chez les opérés est due à une aérophagie irréductible par occlusion mécanique du cardia, causée par la position horizontale. Le traitement doit donc avant tout viser à modifier cette position défectueuse. Pour cela il suffira d'installer les malades assis avec le haut du corps presque vertical, ou de leur faire prendre la position genu-pectorale, ou encore de les coucher complètement sur le ventre ; car en déplaçant ainsi le niveau du liquide qui obture le cardia, on permet à l'air renfermé dans l'estomac de forcer l'orifice œsophagien (fig. 9 et 10).

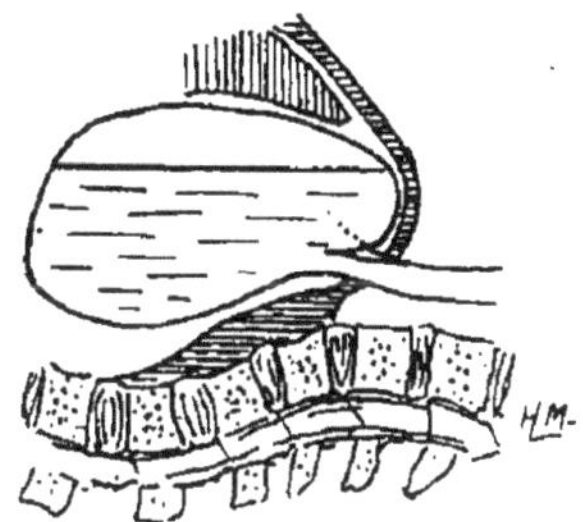


Fig. 9. — Un aérophage couché sur le dos ne peut se débarrasser de l'air contenu dans son estomac, car le cardia, écrasé d'avant en arrière, se trouve au-dessous du liquide intra-gastrique.

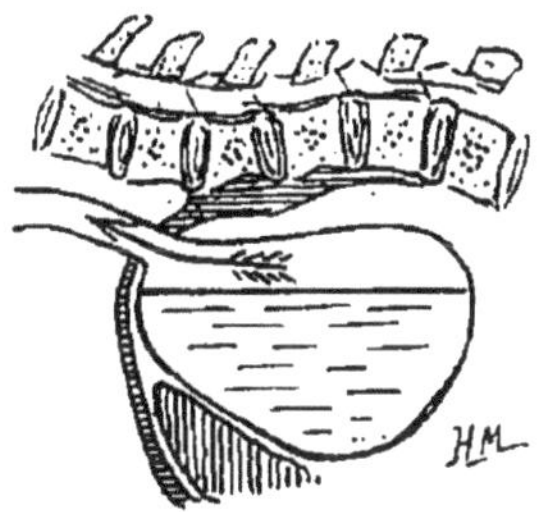


Fig. 10. — Le même individu que dans le schéma 9 couché sur le ventre pourra évacuer facilement l'air contenu dans son estomac.

L'évacuation par l'intestin est la règle dans toutes les formes de l'aérophagie où le cardia s'oppose à l'éructation, mais, à cause même de sa situation au-dessus du niveau du contenu liquide de l'estomac, elle ne se fait que tardivement après la fin de la digestion. Toutefois, dans un cas pressant on pourrait au besoin l'accélérer en faisant prendre au malade la position renversée de Trendelenburg. Cependant si l'indication d'une évacuation rapide n'est pas urgente, on l'activera seulement par des moyens moins prompts, il est vrai, mais plus doux, comme le massage de l'estomac et de l'intestin, où encore l'électrothérapie, ou même les mouvements de gymnastique respiratoire visant principalement les muscles de la paroi antérieure de l'abdomen, le diaphragme, les psoas. (Leven et Thooris, *Société de Thérapeutique*, 23 février 1910.)

Il nous reste à parler de la thérapeutique qu'on devra employer chez les rebelles, les nerveux, les neurasthéniques, les hystériques chez lesquels l'aérophagie prend une allure nettement spasmodique revêtant souvent la forme d'un véritable tic nerveux. Il faudra d'abord user de persuasion et leur donner confiance, puis se montrer impérieux et leur défendre énergiquement de déglutir de l'air ou de la salive. En cas d'échec, on sera en droit d'agir alors par la suggestion ou d'avoir recours à l'isolement.

# TABLE DES MATIÈRES

2624. — Tours, imprimerie E. Arrault et Cie.

www.ingramcontent.com/pod-product-compliance
Ingram Content Group UK Ltd.
Pitfield, Milton Keynes, MK11 3LW, UK
UKHW021151260726
13994UKWH00001B/391

9 782329 130514